Hilfe, mein Partner hat Rheuma

Zoe Winter

Ein Ratgeber für Rheuma- und Schmerzpatienten, ihre Angehörigen und Freunde.

Dir lieber Leser habe ich diese Zeilen gewidmet; für ein besseres und liebevolleres Miteinander und für mehr Verständnis und Toleranz im Leben mit kranken Menschen. Oft fühlen sich Rheuma- und chronische Schmerzpatienten nicht verstanden von ihrem persönlichen Umfeld und es ist mir ein Anliegen, diese Problematik, unter der sehr gelitten wird, mit diesem kleinen Ratgeber zu thematisieren. Lebt euer Leben so gut und so glücklich wie möglich – ihr habt schliesslich nur das eine.

Haftungsausschluss:

Der Inhalt dieses eBooks wurde mit grosser Sorgfalt geprüft und erstellt. Für die Vollständigkeit, Richtigkeit und Aktualität der Inhalte kann jedoch keine Garantie oder Gewähr übernommen werden. Der Inhalt dieses eBooks repräsentiert die persönliche Erfahrung und Meinung der Autorin und dient nur dem Unterhaltungszweck. Der Inhalt sollte nicht mit medizinischer Hilfe verwechselt werden. Es wird keine juristische Verantwortung oder Haftung für Schäden übernommen, die durch kontraproduktive Ausübung oder durch Fehler des Lesers entstehen. Es kann auch keine Garantie für den Erfolg übernommen werden. Die Autorin übernimmt daher keine Verantwortung für das Nicht-Erreichen der im Buch beschriebenen Ziele.

Dieses eBook enthält Links zu anderen Webseiten. Auf den Inhalt dieser Webseiten haben wir keinen Einfluss. Deshalb kann auf diesen Inhalt auch keine Gewähr übernommen werden. Die verlinkten Seiten wurden zum Zeitpunkt der Verlinkung auf mögliche Rechtsvorstösse überprüft Für die Inhalte der verlinkten Seiten ist aber der jeweilige Anbieter oder Betreiber der Seiten verantwortlich. Rechtswidrige Inhalte konnten zum Zeitpunkt der Verlinkung nicht festgestellt werden.

Inhaltsverzeichnis

- Vorwort
- Was ist Rheuma?
- Krankenkassen, Fluch oder Segen?
- Du siehst toll aus
- Toleranz
- Abgrenzung bis zur Isolation
- Kranksein ist kein Freibrief für Tyrannei
- Warum gerade ich?
- Beschäftigungstherapie
- Wenn der Körper Signale sendet
- Kleine Geschichten aus dem Rheumapraxis-Alltag
- Interview
- Als ich mich selbst zu lieben begann (Charlie Chaplin)
- Nachwort und Danksagung

Vorwort

Rheuma: Die Volkskrankheit Nummer 1.
Alle Welt kennt das Wort «Rheuma», doch was steckt wirklich dahinter?
Da steckt sogar sehr viel dahinter: Das Wort «Rheuma» oder «Rheumatismus» ist ein Sammelbegriff vieler Erkrankungen des Bewegungsapparates; davon betroffen sind nebst den Knochen und Gelenken auch die Sehnen, Muskeln sowie das Bindegewebe.
Leidest du an einer rheumatischen Erkrankung und suchst du deswegen einen renommierten Rheumatologen auf, kann dir oft geholfen werden und im besten Falle so, dass du gut damit leben kannst – es bleibt dir ja auch nichts anderes übrig.
Leider sind viele dieser Erkrankungen nicht heilbar, aber dank der heutigen Medizin gut einstellbar und oft kann man ein Fortschreiten der Erkrankung stark mildern, was auch schon als grosser Fortschritt zu verzeichnen ist.
Die meisten rheumatischen Erkrankungen sieht man, besonders im Anfangsstadium, von aussen nicht. Dadurch wird man von den Mitmenschen oft nicht

ernst genommen und schlimmstenfalls sogar als Simulant tituliert. Für die Betroffenen ist das eine ausgesprochen schwierige Situation, sind doch all diese Krankheiten meist mit sehr starken Schmerzen verbunden.

Ich arbeite seit vielen Jahren in einer Rheumapraxis und komme natürlich tagtäglich mit einer Vielzahl von Betroffenen in Kontakt. Dadurch habe ich von den Patienten eine Menge an Informationen erhalten.

Ich versuche nun, mich ein bisschen in die Patienten einzufühlen und vor allem den Angehörigen so gut wie möglich ein wenig Klarheit zu vermitteln so gut ich es vermag.

Und Ja, «Rheumakrankheiten» tun weh, sind einschränkend und beeinträchtigen das psychische Wohlbefinden, aber trotzdem sind Rheumapatienten genauso Menschen wie du und ich und gehören keinesfalls einer Minderheit oder Randgruppe an.

Es wäre schön und sinnvoll, wenn Angehörige und Mitmenschen von betroffenen Rheuma- und/oder chronischen Schmerz-Patienten diese Zeilen lesen und dadurch mehr Verständnis aufbringen könnten.

Was ist Rheuma?

Es gibt viel Literatur über die verschiedenen rheumatischen Erkrankungen, daher hier nur eine kurze laienhafte Zusammenfassung.
Gerne verweise ich an dieser Stelle auf die Rheumaliga der Schweiz und ihre sehr ausführliche Website. (www.rheumaliga.ch).
Hier finden Betroffene und interessierte Angehörige sehr viele hilfreiche Informationen. Die einzelnen Krankheiten werden im Detail erläutert und du bekommst diverse Therapievorschläge und Präventivmassnahmen die für dich wichtig sein könnten sowie weitere hilfreiche Informationen.
Solltest du an einer oder mehreren rheumatischen Erkrankungen leiden, lohnt es sich auf jeden Fall für dich, diese Seite mal genauer unter die Lupe zu nehmen.
Das gilt auch für Menschen, die in Deutschland oder Österreich wohnen.
Wenn eine Krankheit mit -itis am Schluss des Wortes endet, steckt immer ein entzündlicher Prozess dahinter. Die häufigste entzündliche Erkrankung ist wohl die rheumatoide Arthritis; das ist eine entzündliche Gelenksentzündung, die oft in den

Fingergelenken beginnt. Nebst den Schmerzen leidet der Patient auch an Bewegungseinschränkungen, was besonders hinderlich und störend ist, wenn man einer feinmotorischen beruflichen Tätigkeit nachgeht und die Finger nicht mehr so wollen wie es der Kopf vorgibt.

Es gibt ganz viele unterschiedliche Krankheitsverläufe bei der rheumatoiden Arthritis. Manchmal ist der Verlauf schleichend dann gibt es wieder Fälle wo die Patienten von heftigen Schüben geplagt werden welche einer umfassenden Therapie und Behandlung bedürfen.

Man kann neben den gängigen NSAR (nichtsteroidales Antirheumatika) eine Basistherapie einsetzen; diese Medikamente dämmen die Immunreaktion. Bis zum Wirkungseintritt der Basistherapie (das kann einige Wochen dauern) werden zusätzlich zu den NSAR oft auch Kortisonpräparate (wirkt zusätzlich entzündungshemmend) eingesetzt. Reicht das noch nicht aus um den Schmerzen und dem Krankheitsverlauf des Patienten entgegenzuwirken, gibt es seit einigen Jahren die sogenannten «Biologika». Eine ausführliche Information darüber liefert dir dein Rheumatologe oder das Internet.

Bei den nichtsteroidalen Antirheumatika sollte immer noch ein Magenschutz mit verordnet werden, nur in wenigen Produkten ist der Magenschutz im Medikament integriert. Falls dein Arzt das nicht von sich aus anspricht, kannst du ihn gerne darauf aufmerksam machen. Es geht ja um deine Gesundheit.

Es gibt viele Menschen die mit Schwindel, Übelkeit oder sonstigen Nebenwirkungen auf Medikamente in Tablettenform reagieren. In solchen Situationen oder wenn ein Gelenk besonders heftig entzündet ist, kann eine «Kortisonspritze» ins betroffene Gelenk deutliche Linderung bringen.

Ist die Entzündung nicht mehr zu stoppen kann mittels einer Synovektomie die entzündete Gelenkinnenhaut chirurgisch entfernt, oder gänzlich zerstörte Gelenke können durch eine Prothese ersetzt werden.

Es gibt auch Einiges an Hilfsmitteln für die Patienten in fortgeschrittenen Krankheitsstadien, wenn z.B. die Finger/Hände nicht mehr so gut funktionieren, das Bücken schwerfällt oder die Füsse pausenlos schmerzen.

Sind z.B. die Füsse von rheumatischen Erkrankungen betroffen, allenfalls deformiert, helfen oft auch Schuheinlagen oder orthopädisch angepasstes Schuhwerk um die Beschwerden zu lindern und das Gehen zu erleichtern.

Bevor man sich teure Einlagen anfertigen lässt oder Massschuhe kauft, unbedingt durch den Arzt eine Kostengutsprache bei der Krankenkasse einholen lassen. Diese Hilfsmittel kosten schnell eine Menge Geld.

Abhängig von der rheumatischen Erkrankung kann Sport mehr oder weniger intensiv eingesetzt werden. Patienten die an «Rheuma» leiden, können nicht automatisch keinen Sport mehr betreiben, z.B. Schwimmen ist fast immer möglich.

Es wird sogar spezielles «Rheumaschwimmen» angeboten.

Oft schreibe ich in den Krankenberichten, wenn es um die körperliche Belastung des Patienten geht: «Nach Massgabe der Beschwerden.»

Jeder Mensch spürt sich selbst am besten und weiss selber was ihm guttut. Je nachdem ob sich die Schmerzen durch gewisse Bewegungen oder Übungen verstärken oder verschlechtern wirst du dich automatisch für das entscheiden, was dir guttut. Grundsätzlich gilt, dass Sport erlaubt ist.

Wenn du und dein Partner Wandervögel seid und ihr oft und gerne lange Wanderungen unternehmt, ist es möglich, dass es dir ausgesprochen guttut, aber es ist genauso gut möglich, dass die Beschwerden massiv zunehmen und dein Körper nur noch nach Ruhe und Erholung schreit. In diesem Falle hoffe ich sehr, dass das nötige Verständnis in der Partnerschaft da ist. Und ja, solche feuernde, brennende Schmerzen tun sehr weh, auch wenn man von aussen nichts Entsprechendes sehen kann. Und nein, dann mag man nicht noch 2 oder mehr Stunden wandern und wünscht sich einfach Ruhe, Erholung und vor allem, dass die Schmerzen endlich verschwinden.

Oft beklagen sich die Patienten bei mir, dass ihr Partner, der glücklicherweise keinerlei Schmerzen kennt und auch nie krank war, es nicht verstehen kann, wenn man mal nicht die Kraft und Energie aufbringen kann um aktiv zu sein. Es gibt Tage, da zwingen die Schmerzen einen, mal ein bisschen ruhiger zu treten.

Die Arthrose beschreibt den Abbau von

Gelenkknorpeln, kurz wird hier oft von «Abnützung der Gelenke» gesprochen.
Bewegungsmangel und Übergewicht wirken sich begünstigend auf eine Arthrose aus.
Häufig haben Patienten, die z.B. an einer Kniearthrose leiden, weniger Schmerzen, wenn sie sich «warmgelaufen» haben. Eine allfällige Gewichtsreduktion kann sich günstig auf die Beschwerden auswirken.
Auch bei der Arthrose gibt es verschiedene Therapiemöglichkeiten, die den Patienten zwar nicht heilen, ihm aber so gut wie möglich helfen die Schmerzen zu lindern und die Beweglichkeit und Belastbarkeit zu steigern.
Ein Rauchstopp soll präventiv helfen um das rasche Fortschreiten diverser Rheumaerkrankungen zu verlangsamen (liebe Raucher, das ist nicht auf meinem Mist gewachsen, das habe ich gelesen!)
Die Ernährung spielt zusätzlich eine grosse Rolle. Gemüse, Salate und Früchte haben einen hohen Vitaminanteil und sollten täglich gegessen werden (mit und ohne Rheumaerkrankung, aber das weisst du ja sicher schon).
Kalziumhaltige Ernährung ist wichtig. Nimmt man mit

der Ernährung zu wenig Kalzium zu sich, kann man kalziumreiches Mineralwasser trinken und so neben der Ernährung noch zusätzlich Kalzium aufnehmen. Bei längerdauernder Kortison-Einnahme empfiehlt es sich regelmässig den Kalzium- und Vitamin D-Spiegel bestimmen zu lassen und allenfalls zu supplementieren.

Auch eine Knochendichtemessung ist empfehlenswert, um eine allfällige Osteoporose nicht zu verpassen. Dein Arzt kann mit dir die Osteoporose-Risikofaktoren durchgehen und so feststellen, ob eine solche Messung empfehlenswert ist. Diese Messung wird in Spitälern oder speziellen Instituten durchgeführt.

Leider weigern sich hier viele Krankenkassen die Kosten dafür zu übernehmen, wenn die Messresultate nicht bereits eine eindeutige Osteoporose aufweisen.

Gicht-Patienten sollten zu grosse Mengen an Fleisch meiden und es empfiehlt sich auf übermässigen Alkoholkonsum zu verzichten. Ausserdem sind regelmässige Arzt-Kontrollen und Bestimmung der Harnsäure empfehlenswert. Allenfalls muss je nach Resultat der Untersuchung ein harnsäuresenkendes

Medikament eingesetzt werden, um erneuten Gichtschüben entgegenzuwirken.

Ein Gicht-Schub ist äusserst schmerzhaft; das können mir alle bestätigen, die schon jemals einen hatten.

Da ich kein Arzt bin möchte ich mich an dieser Stelle nun nicht weiter über die rheumatischen Erkrankungen auslassen, sondern dies gerne den Hausärzten und Rheumatologen überlassen, die ihr Fach verstehen und den Patienten gezielt mit ihrem Wissen weiterhelfen können.

Es gibt viel Literatur zu den einzelnen verschiedenen Diagnosen und Krankheiten und die Patienten werden ausserdem durch ihre behandelnden Ärzte über ihre Krankheit, die Folgen und die Behandlungsmöglichkeiten im Detail informiert. Wichtig ist, die Krankheit zu akzeptieren und zu lernen, bestmöglich damit umzugehen. Mit einer positiven Einstellung und der Kraft der Gedanken kann man auch viel zu seinem Wohlbefinden beitragen. Das gilt natürlich nicht nur für Patienten sondern für alle Menschen; versucht immer das Leben so positiv wie möglich zu gestalten und aus allem das Beste zu machen.

Ich persönlich denke, dass so ein positiv geschriebenes Buch einem kranken Menschen weit mehr bringt, ihm hilft eine gewisse Distanz zur Krankheit zu bekommen, als im Detail über seine gesundheitlichen Probleme informiert zu sein, alles über die Thematik zu googeln und seine Diagnose bis ins kleinste Detail zu kennen. Eine umfassende Information vom Arzt sollte genügen. Also macht euch nicht verrückt und lasst euch nicht von allen Seiten bestätigen wie schwer krank ihr seid. Das Internet ist sehr hilfreich und kann einem eine Menge an guten Informationen liefern, es kann einem aber auch verunsichern und oft wird etwas schlimmer dargestellt als es tatsächlich ist.

Nehmen wir zwei 70-jährige Frauen, die beide an der gleichen Krankheit leiden. Die eine der beiden Frauen jammert und nörgelt den ganzen Tag rum, vergeht in Selbstmitleid und es gibt für sie nur ein Gesprächsthema: Ihre Krankheit.

Vielleicht kann in so einem Fall jemand aus nächster Umgebung die Frau, die bestimmt an stärksten Schmerzen leidet, behutsam darauf hinweisen, dass es ihr nicht weiterhilft, wenn sich ihre Gedanken nur um ihre Erkrankung drehen. Viele Menschen sind in solchen Situationen oft einfach mit der Situation überfordert und dankbar, wenn sie Hilfestellung durch einige liebevolle Mitmenschen bekommen. Ein liebes Wort wirkt in der heutigen Zeit mehr denn je wie ein Wunder.

Die andere Dame kann ganz anders damit umgehen. Sie sagt sich, dass sie ja nicht mehr 20 Jahre alt ist und es halt das Eine oder Andere geben kann, wenn man etwas älter ist, was sie aber nicht daran hindert, ihr Leben zu geniessen. Sie ist so aktiv wie möglich, führt ein ausgeglichenes und glückliches Leben und versucht so wenig wie möglich an ihre Krankheit zu denken.

Was denkt ihr liebe Leser, welche der beiden Frauen ist glücklicher?

Krankenkasse, Fluch oder Segen?

Regelmässige Physiotherapie kann nebst einer optimalen medikamentösen Einstellung den schmerzgeplagten Rheuma-Patienten Linderung bringen.

Leider ist in der Schweiz das Problem mit den verschiedenen Kostenträgern stark zunehmend (keine Kasse will mehr für die dringend notwendigen Therapien und zum Teil auch Behandlungen aufkommen). Ich persönlich finde diese Entwicklung äusserst beängstigend.

Diesbezüglich konnte ich schon mehrere Journalisten sowie das Schweizer Fernsehen auf diese gravierenden Probleme hinweisen, leider ist von dieser Seite bisher nichts weiter unternommen worden.

Es wäre sicherlich angebracht, die breite Bevölkerung auf diese erschreckende Entwicklung hinzuweisen, damit die Patienten, die abschlägigen Nachrichten erhalten, sich wehren und auf ihre Rechte pochen können.

Obwohl die Krankenkassenprämien jährlich kontinuierlich in die Höhe schiessen und Familien deswegen oft an der Armutsgrenze leben, verweigern immer mehr Kassen die für die Patienten dringend notwendigen Therapien. Dies oft mit sehr fadenscheinigen Begründungen.

Ich frage mich wie ein Sachbearbeiter oder Vertrauensarzt die Entscheidung treffen kann, Physiotherapien oder Medikamente nicht mehr oder gar nicht zu bezahlen, ohne dass sie den Patienten

gesehen, mit ihm gesprochen geschweige ihn untersucht haben. Unverständlich!
Sieht man vom Schreibtisch aus direkt in den nicht anwesenden Patienten hinein?
Solche Menschen sollten einfach mal für einen Tag die Leidensgeschichte des Patienten in sich spüren mit allem Elend und allen Sorgen, evtl. hätten sie dann genug Feingefühl um die Bedürftigkeit anzuerkennen.
Vor wenigen Jahren waren es nur die sogenannten «Billigkassen», bei denen wir oft mehrere Wiedererwägungsgesuche einreichen mussten bis sie sich schliesslich widerwillig zu einer «befristeten» Anzahl Therapiesitzungen bereit erklärten. Und sofort verlangten sie nach Ablauf der Therapieserie ein erneutes Gesuch, falls die Therapie um eine weitere Serie verlängert werden musste.
Zwischenzeitlich haben Patienten und Ärzte aber mit sämtlichen Kassen (auch den ganz grossen, die jährlich viel Gewinn verbuchen können) zu kämpfen. Nur in den wenigsten Fällen werden Kostengutsprachegesuche im ersten Anlauf bewilligt. Es braucht ein Wiedererwägungsgesuch von ärztlicher Seite, obwohl von vornherein klar ist, dass

der Patient ein Recht auf das entsprechende Medikament oder die verordnete Therapie hat.
Leider gibt es bei den chronisch kranken Patienten keine Wunderheilung nach 9 oder 18 Therapiesitzungen, denn diesen Menschen kann nur mit einer Langzeitphysiotherapie nachhaltig geholfen werden, um die Schmerzen längerfristig positiv zu beeinflussen und die Selbständigkeit im Alltag erhalten oder verbessern zu können. Die Selbständigkeit ist für jedermann ausgesprochen wichtig, oft wird diesem Punkt zu wenig Beachtung geschenkt, auch von Seiten der behandelnden Ärzte. Dies ist auch ein Weg die immensen Gesundheitskosten in die Höhe zu treiben, initiiert von den Kassen!

Häufig wehren sich die Patienten nicht, wenn ein abschlägiger Bericht des Kostenträgers kommt und nehmen nebst ihrem gesundheitlichen Übel resigniert in Kauf, dass ihnen die notwendige Hilfe verweigert wird. Wehrt euch, ihr habt ein Recht auf Unterstützung!

Wenn ich mit solchen Patienten Kontakt habe, ermuntere ich sie immer, sich zur Wehr zu setzen und auf ihre Rechte zu pochen.

3 Wochen intensive stationäre Reha mit täglichem Therapieprogramm können für die Rheuma- und Schmerzpatienten Wunder wirken und sie können anschliessend deutlich schmerzärmer für viele Monate gut leben. So ein Aufenthalt kann die Lebensqualität um ein Vielfaches steigern.

Befremdlich ist jedoch, dass mit einer Weigerung der Kostenübernahme durch die Kostenträger für Physiotherapien oder angefragte Reha-Aufenthalte, die Kompetenz des Arztes, der die entsprechende Verordnung oder das Gesuch ausgestellt hat, in Frage gestellt wird. Diese Machenschaften erachte ich als äusserst fragwürdig!

Unsere Ärzte haben viele Jahre Ausbildung hinter sich und verfügen über ein umfassendes Fachwissen, wie kann ein Kostenantrag einer solchen verifizierten Fachperson überhaupt in Frage gestellt werden?

Und falls doch, sollten die Vertrauensärzte der Kostenträger die Patienten einbestellen, befragen, untersuchen und erst danach ein Urteil fällen. Sehr vielen armen, geplagten Menschen wäre damit geholfen.

Ich liebe meinen Beruf, ich mag den Kontakt mit den

Patienten, ihren Angehörigen und den Ärzten. Seit ungefähr zwei Jahren besteht jedoch dieser stetige Kampf mit sämtlichen Krankenkassen und zum Teil auch Unfallversicherungen. Das verdirbt den Ärzten die Freude am Beruf, sind sie doch die Hälfte ihrer Zeit mit unnötigen administrativen Arbeiten beschäftigt und wir, die an der Front arbeiten, haben die Klagen der Patienten über die abschlägigen Berichte entgegenzunehmen und so gut wie möglich Trost zu spenden. Um ein Wiedererwägungsgesuch nach dem anderen zu schreiben haben die Ärzte nicht jahrelang studiert. Und das sind definitiv keine Einzelfälle!

Auch müssen wir oft wochenlang auf eine Antwort von der Krankenkasse warten. Wenn wir dort nach ungefähr 2 bis 3 Wochen telefonisch nachfragen heisst es immer, die Anfrage ist noch pendent und liegt beim Vertrauensarzt. An dieser Stelle wage ich einzuwenden, ob wohl wirklich alle Gesuche vom Vertrauensarzt angeschaut werden?!

Der Frust der schmerzgeplagten Patienten wird immer stärker und somit beginnt die Abwärtsspirale und es kommen nebst den Schmerzen, dem schwierigen Krankheitsverlauf und dem

Unverständnis im sozialen Umfeld oft noch psychische Probleme hinzu.

Und wen wundert das bitteschön?

Ich wünsche mir, dass diese Zeilen von den Sachbearbeitern und selbstverständlich auch von ihren Vorgesetzten gelesen werden. Oft führen die Sachbearbeiter ja einfach das aus, was ihnen vorgeschrieben wird ohne, dass es ihnen bewusst ist, was für ein grosses Leid sie damit auslösen.

Übrigens müssen die Kosten vom Psychiater durch die Kassen übernommen werden, also versucht hier wenigstens zu sparen, indem ihr die Patienten nicht durch euer Verhalten so deprimiert, dass sie zusätzlich noch psychologische/psychiatrische Hilfe in Anspruch nehmen müssen.

Habt doch einfach mal ein bisschen Verständnis für diese armen Menschen, keiner von ihnen hat sich die Diagnose ausgesucht und jeder möchte auch gerne ein gesundes und glückliches Leben führen.

Immer wieder sind die enormen Kosten des Gesundheitswesens ein grosses Thema; wie bereits erwähnt sind die Prämien auch horrend hoch und zusätzlich werden den Versicherungsnehmern immer mehr zusätzliche Kosten auferlegt, nebst der festgesetzten Franchise, Selbstbehalte etc., die Krankenkassen finden immer Wege sich von den Kosten zu distanzieren.

Auf die Thematik von unnötigerweise durchgeführten Operationen bei zusatzversicherten Patienten, die dem Operateur eine Menge Geld bringen, gehe ich an dieser Stelle lieber nicht ein, sonst bringe ich mich noch in Teufels Küche.

An dieser Stelle möchte ich einfach an die Eigenverantwortung und das Verständnis dem eigenen Körper gegenüber appellieren. Ihr seid erwachsene Menschen und wisst selbst am besten, was für euch gut ist.

Lasst euch nicht überreden etwas zu tun, was gegen eure innere Überzeugung spricht.

Liebe Kostenträger-Angestellte und Vorgesetzte, lasst euch von diesen Zeilen inspirieren und entscheidet grosszügiger zum Wohle eurer Patienten. Ihr müsst die Medikamente und Therapien ja nicht aus eigener Tasche bezahlen.

Schlussendlich wird euer Gehalt von genau diesen Menschen mittels der horrenden Krankenkassenprämien bezahlt.

Ich muss das leidige Thema Krankenkasse hier

beenden, sonst komme ich so in Rage, dass ich selbst zum Patienten werde.

Du siehst toll aus

Du hast stärkste Schmerzen, kannst dich kaum aufrecht halten, bemühst dich jedoch die Zähne zusammenzubeissen und ja niemanden merken zu lassen, wie mies es dir geht und dass du dich am liebsten irgendwo in einer Höhle verkriechen würdest.
Du reisst dich zusammen, gehst zur Arbeit und bemühst dich munter und fröhlich zu wirken, damit ja niemand merkt, wie es dir wirklich geht.
Du hast dich wie jeden Morgen chic gemacht, das Makeup und die Haare sitzen und du bist modisch gekleidet, optisch eine Augenweide.
In der Kaffeepause fragt dich tatsächlich ein Arbeitskollege wie es dir geht. Du antwortest wahrheitsgemäss, dass du an starken Gelenkschmerzen leidest und dich kaum gerade halten kannst.
Er schaut dich verständnislos an und sagt: «Das kann doch gar nicht sein, du siehst blendend aus!»

Na, kommt dir das bekannt vor?

Warum wohl antworten heutzutage die meisten Menschen auf die Frage nach ihrem Wohlbefinden lächelnd: «Danke, es geht mir sehr gut.»? Weil gar kein wirkliches Interesse mehr an den Mitmenschen besteht, jeder ist mit sich selbst beschäftigt.

Die Frage wird meist nur aus Höflichkeit und nicht aus echtem Interesse gestellt. Das geht oft deutlich aus der Reaktion des Fragenden hervor, wenn man ehrlich antwortet und zugibt, dass es einem nicht gut geht. Etwas was die Menschen gar nicht hören wollen!

Auch sehr bezeichnend ist, dass Menschen nur nach deinem Wohlergehen fragen, weil sie wollen, dass du zurückfragst und dann geht's los und sie lassen ihre ganze Leidensgeschichte auf dich niederprasseln ohne überhaupt deine Antwort richtig abzuwarten. Also fragt nur wenn ihr wirklich Interesse habt, dann könnt ihr auch entsprechend emphatisch reagieren wenn eine unerwartete „negative" Antwort kommt.

Das äussere Erscheinungsbild eines Menschen ist das Erste was wir wahrnehmen. Unbewusst dauert es ungefähr drei bis fünf Sekunden bis wir unser Gegenüber aufgrund dessen Ausstrahlung und

unserer Wahrnehmung in eine Schublade stecken.
Uns sollte vermehrt bewusst sein, dass wir nur an den Menschen, aber nicht in den Menschen sehen können.
Ein lachender, strahlender, fröhlicher Mensch kann ein sehr kranker aber starker Mensch sein; ein klagender, niedergeschlagener, trauriger Mensch kann einfach einen schlechten Tag haben, ohne dass er wirklich etwas zu beklagen hat in seinem Leben. Also versucht, euch nie von Äusserlichkeiten täuschen zu lassen.
In der heutigen Zeit ist Achtsamkeit grossgeschrieben und ich hoffe, dass die Menschen dem Begriff „Achtsamkeit" vermehrt Aufmerksamkeit schenken und vor allem der Bedeutung, die dahinter steht.
Wir alle brauchen ein liebevolles Miteinander!
Achtet auf eure Mitmenschen und urteilt nicht über sie, schon gar nicht, wenn ihr die Geschichte von ihnen nicht kennt.
Du bist doch ein Mensch; mit einem Herzen und ganz vielen Gefühlen ausgestattet. Versuche einfach mal den Verstand abzuschalten und nur auf dein Inneres zu hören. Lass deine Gefühle und dein Herz

sprechen.

Vielleicht musst du ganz genau hinhören, weil du schon längere Zeit deiner inneren Stimme keine Beachtung mehr geschenkt hast aber es lohnt sich hinzuhören.

Wir sollten uns mehr von unseren Gefühlen leiten lassen, besonders wenn es um Lebewesen und nicht um Materielles geht.

Eine gute Bekannte von mir, sie ist mittlerweile gegen die siebzig, leidet seit vielen Jahren an einer äusserst schmerzhaften Arthritis.

Sie war und ist, wie die oben geschilderte Person, immer bemüht, sich ihre Krankheit nicht anmerken zu lassen, gibt sich sehr viel Mühe mit Kleidung und Make-up und will auf gar keinen Fall nach aussen krank wirken.

Sie hatte einen schwierigen Krankheitsverlauf mit unerträglichen Schmerzen und musste eine wahre Odyssee von verschiedenen Medikamenten, Therapien und Behandlungen durchstehen.

Leider allesamt ohne jegliches Ansprechen. Obwohl die Medizin sehr fortgeschritten ist, gibt es immer noch Patienten, die auf keines der Medikamente ansprechen. Sogar die Biologika, die damals frisch auf den Markt kamen, konnten ihre Schmerzen nicht lindern.

Schliesslich schickte ihr behandelnder Arzt die schmerzgeplagte Frau in eine dreiwöchige Kur (die Krankenkasse hat diese Kur glücklicherweise bewilligt).

Sie kam nach 3 Wochen mit einer verbesserten Krankheitssituation der Arthritis aber in einem mitleidsvollen Gemütszustand zurück.

Natürlich wollte ich wissen wie es ihr ergangen ist, vor allem da mir ihre gedrückte Stimmung sofort aufgefallen ist.

Sie wurde von vielen anderen Kurteilnehmern richtiggehend gemobbt, weil sie sich pflegte, schön kleidete und immer versuchte trotz Schmerzen ein Lächeln im Gesicht zu tragen.

Viele Patienten dort hatten das Gefühl, dass so einem Menschen nichts fehlen könne, besonders wenn sie selbst z.B. an Krücken gingen und/oder sich von einer Operation oder schweren Krankheit erholen mussten.

Es hat mich doch sehr gewundert, dass Menschen die selbst in der Situation sind, sich von einer langen schweren Krankheit oder einer Operation erholen zu müssen, noch die Kraft und Energie aufwenden können, um über andere zu urteilen anstatt sich primär um die eigene Genesung zu kümmern.

Ich weiss, dass jeder Mensch Vorurteile hat und das auch menschlich ist. Seit dieser Geschichte versuche ich aber, immer so gut wie möglich neutral zu sein und mir erst ein Bild und eine Situation der Lage zu bilden, bevor ich ein Urteil fälle. Am liebsten würde ich gar nicht mehr urteilen, das Wort gefällt mir auch gar nicht, daran arbeite ich noch. Der Mensch kann sich zum Glück immer weiterentwickeln und dazulernen. Er muss es nur wollen.

Ich persönlich bewundere Menschen die all ihre Kräfte mobilisieren um nach aussen stark und attraktiv zu sein und gut auszusehen und nicht – wie so viele andere – mit Leidensmiene durch die Welt zu gehen.

Also Leute, habt ihr nur Verständnis für kranke Menschen wenn sie leidend aussehen und sich vom frühen Morgen bis späten Abend über ihr Schicksal und ihr Elend beklagen?

Das kann doch nicht sein! Wo bleibt denn da unsere Nächstenliebe?

Ein «kaputter Rücken» ist auch so ein Thema; viele

Patienten funktionieren mit purer Willenskraft, müssen sich mit Medikamenten vollstopfen, regelmässig Physiotherapie, Massage, Osteopathie, Wassertherapie oder das was ihnen gut tut behelfen und leiden doch konstant an Schmerzen.

Menschen die noch nie an Rückenschmerzen litten (ich gönne es euch von Herzen), können dies wohl schwerlich nachvollziehen. Müsst ihr auch nicht, aber urteilt bitte auch nicht über etwas, was ihr nicht kennt. Seid einfach dankbar, dass ihr gesund seid.

Rückenschmerzen sind so ein grosses Thema, von mechanischen bis entzündlichen Erkrankungen über operierte und nicht operierte Abschnitte der Wirbelsäule, Versteifung der ganzen Wirbelsäule, Arthrose der verschiedenen Wirbelkörper und und und….

Auch hier fehlt oft das Verständnis der Umwelt. In solchen Situationen sind die Menschen wie kleine Kinder; was man nicht sieht ist auch nicht da.

Wenn wir unseren gesunden Menschenverstand einsetzen würden, wüssten wir, dass da noch viel mehr ist, auch wenn wir es nicht greifen und sehen können.

Also setze auch hier deinen Menschenverstand ein:

Wenn man einem leidenden Menschen von aussen nichts ansieht, heisst das noch lange nicht, dass im Inneren alles intakt ist.
Albert Einstein wüsste darüber eine Menge zu berichten, aber die Quantenphysik ist wieder ein anderes Thema.

Toleranz

Bist du ein toleranter Mensch? Ich hoffe, du kannst diese Frage vorbehaltlos mit «Ja» beantworten. Ich war es sehr lange nicht, leider, kann ich da nur sagen. Zum Glück bin ich noch rechtzeitig zur Erkenntnis gekommen und versuche nun tolerant und locker durchs Leben zu gehen.
Ehrlicherweise muss ich aber zugestehen, dass ich noch ein grosses Stück davon entfernt bin, ein wirklich durch und durch toleranter Mensch zu sein. Ich bin auch nicht mehr die Jüngste und ich merke (= meine persönliche Wahrnehmung), dass ich nicht mehr so locker bin wie in meiner Jugend und dieses «Festgefahrensein» ist nicht gerade hilfreich, wenn man lernen möchte ein toleranterer Mensch zu sein. Aber wie sagt man so schön, man ist nie zu alt

um noch dazu zu lernen.

Und da mir dieses Thema sehr am Herzen liegt und ich versuche nie etwas von meinen Mitmenschen zu verlangen, was ich nicht selbst bieten kann, arbeite ich täglich an mir. Nur schon den Gedanken fest im Kopf zu halten und so Präsenz zu zeigen, hilft dabei. Nicht zuletzt dank meines Berufes und dem Umgang mit Schmerzpatienten habe ich gelernt toleranter zu sein. Ich bin jedoch in dieser Beziehung noch nicht dort angelangt wo ich gerne sein möchte, aber ich arbeite täglich daran.

Grosszügig kann ich über schlechtgelaunte Patienten, die ihren Frust wegen den Dauerschmerzen an mir rauslassen, hinwegsehen – fast immer. Es kommt natürlich auf meine Tagesform an aber meist kann ich genügend Verständnis aufbringen und unverändert freundlich bleiben.

Bei diesen Gelegenheiten habe ich feststellen können, dass die Menschen die gereizt und schlecht gelaunt sind auf Freundlichkeit meist auch freundlich reagieren und sich «zusammennehmen.»

Wie man in den Wald hinein ruft, ruft es zurück!

Ich kann mir vorstellen, dass es auch darauf ankommt, wie man sich selbst wahrnimmt und annimmt. Bist du mit dir und der Welt im Grossen und Ganzen im Reinen, hast du gar keinen Grund, deinen Unmut anderen Personen gegenüber auszulassen.

Bestimmt magst du es auch nicht, wenn man dich kritisiert und dir Vorhaltungen machen will wie du dein Leben zu leben hast und wie du in bestimmen Situationen zu reagieren hast.

Toleranz kann man lernen, man kann alles lernen, sofern der Wille dazu da ist.

Das Schöne an toleranten Menschen ist, dass sie in allen Lebensbereichen tolerant und dadurch viel lockerer im Umgang mit den Menschen sind.

Gemäss Wikipedia (Google) bedeutet Toleranz: «Toleranz, auch Duldsamkeit ist allgemein ein «Geltenlassen» und «Gewährenlassen» anderer oder fremder Überzeugungen, Handlungsweisen und Sitten. Umgangssprachlich ist damit heute häufig auch die Anerkennung einer Gleichberechtigung gemeint.»

Es gibt unter dem Wort «Toleranz» noch einiges mehr zu lesen, aber diese zwei Sätze bringen genau auf den Punkt was ich persönlich mit Toleranz im Zusammenhang mit unseren Mitmenschen denke.

Dies gilt natürlich für alle und jeden und nicht nur für kranke Menschen.

Mir ist erst durch mein Bewusstsein aufgefallen, dass ich bisher gar kein so toleranter Mensch war und ich ertappe mich noch oft dabei, dass ich Vorbehalte habe und Menschen «schubladisiere.»

Der Vorteil ist, dass ich mir dessen zwischenzeitlich bewusst bin und es sofort, meist behaftet mit ganz vielen Schuldgefühlen, ändern kann. Bei mir selbst habe ich festgestellt, dass es negative Auswirkungen auf mich und meine Mitmenschen hat, wenn ich schlecht gelaunt oder unzufrieden bin. Aber dafür können meine Mitmenschen ja wirklich nichts, meistens jedenfalls.

Ich habe beschlossen immer gut gelaunt durchs Leben zu gehen, ab sofort. Es hilft und ein zusätzliches Lächeln beschert mir doch tatsächlich öfters auch ein Lächeln zurück.

Wie sagt man so schön, Selbsterkenntnis ist der Weg zur Besserung!

Mein Ziel ist, keine Schuldgefühle mehr zu empfinden, weil es gar nie mehr so weit kommt. Ich gebe mir Mühe!

Du siehst also lieber Leser, ich stehe nicht nur mit

mahnend erhobenem Zeigefinger da, zeige auf dich, ohne dass ich mich selbst an der Nase nehme.
Ein toleranteres Miteinander ist sicher möglich, wenn alle am gleichen Strick ziehen. Es hilft schon eine Menge, wenn man sich bemüht und guten Willen zeigt.

Abgrenzung bis zur Isolation

Viele Menschen, die in irgendeiner Form leiden, grenzen sich oft bewusst ab. Sei dies wegen konstanten Schmerzen, einem permanenten Unwohlsein, grossen psychischen Belastungen oder anderweitigem Ungleichgewicht im Leben; diese Menschen empfinden sich als sogenannte «Randgruppen» oder als «Last» gegenüber ihren Mitmenschen.
Eine chronische Schmerzproblematik ist etwas ganz Schlimmes und für die Patienten nicht einfach sich damit zurechtzufinden. Niemand sucht sich freiwillig Schmerzen aus!
Einmal sagte mir eine Patientin, sie gehe nur noch sehr selten aus dem Hause, sie wolle sich und ihre Probleme niemandem zumuten. Das hat mich doch

sehr erschreckt und ich versuchte ihr gut zuzureden. Wir führten ein längeres Gespräch zusammen und ich spürte, dass sie sich danach erleichtert fühlte und bei unserem nächsten Zusammentreffen teilte sie mir voller Freude mit, dass sie wieder regelmässig Kontakt mit ihren Nachbarn pflege und sogar wieder einmal pro Woche zum Jassen (Kartenspiel) gehe. Sie war sichtlich aufgeblüht und sagte mir, dass sie viel besser mit ihren Schmerzen umgehen könne, seit sie wieder aktiver sei.
Ich freute und freue mich immer noch mit ihr.
Das Leben kann wirklich sehr schön sein, wenn man die positiven und schönen Seiten zu sehen vermag. In den Krankenberichten schreibe ich aber oft, dass der Patient selten aus dem Hause geht, kaum noch soziale Kontakte pflegt und immer einsamer wird. Wenn man sich nur noch mit sich selbst und den eigenen Problemen beschäftigt werden sie davon leider nicht kleiner, im Gegenteil.
Wenn ich Probleme habe, gleich welcher Art, kapsle ich mich auch ab, ziehe mich zurück, lasse niemanden an mich heran und verziehe mich in mein Schneckenhaus. Zum Glück kennen meine Freunde mich sehr gut und holen mich da jeweils blitzartig

wieder heraus.

Auch auf die Gefahr hin, dass ich schlechtgelaunt reagiere und nur noch in Ruhe gelassen werden will. Soziale Kontakte sind wichtig; zumindest der Kontakt mit lieben Menschen.

Von meiner Seite bringe ich den Menschen die sich in «Extremsituationen» zurückziehen sehr viel Verständnis entgegen, obwohl mir natürlich bewusst ist, dass es nicht hilfreich ist für die Psyche. Bis heute habe ich keinen einzigen Menschen getroffen, der durch Isolation Kraft schöpfen konnte, wobei ein gelegentlicher Rückzug und Ruhe bestimmt sehr hilfreich sein können, um seine Gedanken zu sammeln und Ordnung reinzubringen.

Bitte liebe Mitmenschen, springt über euren eigenen Schatten, stellt euch euren Problemen, auch wenn es schwierig ist. Es gibt immer eine Lösung, auch wenn es im Moment nicht danach aussieht; sich in ein Loch zu verkriechen hilft euch jedoch nicht weiter.

Auch wenn ich jetzt ein heikles Thema anspreche, welches erfahrungsgemäss bei der Bevölkerung auf grossen Widerstand stösst, ist es mir doch ein Anliegen dies an dieser Stelle festzuhalten. Wenn es euch nicht gut geht, ihr am Ende seid mit euren

Kräften, trotz gutem Willen keine Lösung sehen könnt und kein Lichtlein am Horizont erscheint holt euch Hilfe. Professionelle Hilfe!

Manchmal sind die Angehörigen mit chronischen Schmerzpatienten überfordert, wissen nicht weiter und können unwirsch reagieren, einfach aus der Verzweiflung heraus, weil sie selbst nicht wissen, wie sie den Patienten helfen können.

Es ist keine Schande sich psychologische oder psychiatrische Unterstützung zu holen. Diese Fachpersonen haben eine umfassende Ausbildung hinter sich und sind für die menschlichen Probleme geschult. Sie begleiten dich auf deinem Weg so lange wie nötig und stehen dir bei. Manchmal braucht es einfach eine neutrale Stelle zum «Abladen» und sich vom «angestauten Müll» erleichtern zu können.

In der heutigen Zeit ist und wird der allgemeine Druck immer grösser und grösser. Von uns allen wird immer mehr gefordert und im Gegenzug erhalten wir leider immer weniger Wertschätzung.

Auch «gesunde» Menschen können an solchen Situationen mit zu grossem Druck und Forderungen zerbrechen. Wenn dann noch chronische Schmerzen dazu kommen ist die Verzweiflung oft grenzenlos und die Abwärtsspirale beginnt.

Oft sind Erkrankungen des Körpers auch Signale an dich um dir zu zeigen, dass du dir zu viel zugemutet hast und es an der Zeit ist, ein bisschen kürzer zu treten und dich zu schonen. Achte auf die Signale deines Körpers!

Damit ist keinesfalls der Rückzug in die Einsamkeit oder Isolation gemeint sondern vielmehr ein «auf sich achtgeben.»

Mehr darüber habe ich im Kapitel «Wenn der Körper Signale sendet» geschrieben.

Familie und Freunde sind nicht nur in fröhlichen und guten Zeiten da, sondern auch um dich zu unterstützen wenn es dir mal nicht so gut geht. Vielleicht sind sie auch überfordert mit der Situation, dann kann man sie sachte darauf hinweisen. Ich sage jeweils: «Wie würdest du denn reagieren, wenn du die gleiche Problematik hättest?» Wenn du nicht mit absoluten Ignoranten und Egoisten redest, helfen diese paar Worte schon um das Gegenüber zum Nachdenken zu animieren und meistens kommt was Gutes dabei heraus.

Denkt niemals, dass ihr eine Zumutung für eure Mitmenschen seid. Das Leben ist kein Ponyhof, aber mit Liebe und Verständnis lassen sich viele Sorgen und Probleme drastisch minimieren und das Zusammenleben wird wieder harmonischer und glücklicher.

Kranksein ist kein Freibrief für Tyrannei

Es gibt aber auch – wie bei allem im Leben – eine Kehrseite! Hier appelliere ich an die Patienten selbst, mal ihr eigenes Verhalten anderen Menschen gegenüber zu reflektieren. Krank sein ist kein Bonus für schlechtes Verhalten.
In meinem Beruf konnte ich viele Erfahrungen sammeln und musste oft den Kopf hinhalten für das Unverständnis der Patienten, wenn man nicht innerhalb weniger Tage einen Termin vergeben kann oder wenn der Arzt gerade abwesend ist.
Nicht selten habe ich die Worte «immer wenn ich ihn brauche ist er nicht da» oder «ich bin zusatzversichert, ich werde wohl noch in dieser Woche einen Termin bekommen» zu hören bekommen.
Auch der Arzt darf mal in die Ferien oder an eine Fortbildung und wenn die Sprechstunde voll ist, ist

sie voll.

Besonders mag ich es, wenn ich Mitte Dezember angerufen werde und noch ein Termin vor Weihnachten «erzwingt» werden will und das einzig und alleine wegen der ab Januar neuen Franchise. Es ist aus meiner Sicht praktisch unmöglich eine Woche vor Weihnachten noch einen Sprechstundentermin bei einem Spezialisten zu bekommen, wenn es sich nicht eindeutig um einen Notfall handelt.

An dieser Stelle möchte ich vermerken, dass wir in der Schweiz mehr als privilegiert sind, was die ärztliche Versorgung und Betreuung anbelangt. Von einem Bekannten habe ich gehört, dass man in Kanada gut und gerne ein halbes Jahr oder noch länger für eine Erstkonsultation bei einem Spezialisten wartet. Für uns hier unvorstellbar. Meine Kolleginnen und ich und bestimmt alle anderen auch, müssen uns oft sehr viel bieten lassen, besonders telefonisch. Wir bemühen uns sehr alles im Sinne des Patienten und zu seiner Zufriedenheit zu erledigen aber in manchen Situationen sind uns die Hände gebunden und wir können einfach im Moment keine befriedigende

Lösung anbieten.

Dies ist natürlich jeweils für beide Seiten eine unbefriedigende Situation, aber harsche Worte können daran auch nichts ändern.

Stellt euch immer vor, wie ihr gerne behandelt werden möchtet und behandelt auch so eure Mitmenschen, es kommt dann im gleichen Masse mit Freundlichkeit und einem Lächeln im Gesicht zurück.

Ich kann auch nicht immer nur ruhig und freundlich reagieren wenn ich pausenlos «angepfiffen» werde aber ich bemühe mich zumindest und meist gelingt es mir, mit einem freundlichen Wort den aufgebrachten Patienten den Wind aus den Segeln zu nehmen.

Mir persönlich ist es immer ein grosses Anliegen, alles in meiner Macht stehende zu tun und den Patienten ihre Wünsche und Anliegen zu erfüllen aber leider kann ich nicht zaubern.

Ein bärbeissiges Verhalten kann auch in der Partnerschaft zu grossen Problemen führen. Es braucht immer ein «Miteinander» und nicht ein «Gegeneinander.»

Offene Worte sind immer noch das Beste, um eventuell entstandene Probleme oder

Missverständnisse aus dem Wege zu räumen. Seid offen und ehrlich zueinander, es lohnt sich!

Bei einem Fehlverhalten, was durchaus menschlich ist, hilft eine ehrlich gemeinte Entschuldigung beim Gegenüber, um die Situation zu bereinigen und den Frieden wieder herzustellen.

Das Verhalten, welches unsere Mitmenschen uns entgegenbringen ist oft ein Spiegel unseres eigenen Verhaltens. Es lohnt sich unbedingt über die Bücher zu gehen und sich selbst ein bisschen unter die Lupe zu nehmen, wenn man wieder mal das Gefühl hat, dass die ganze Welt gegen einem ist und kein Mensch Verständnis aufbringen kann.

Nichtsdestotrotz hatte ich an unzähligen Beispielen erfahren müssen, dass Patienten ihre Krankheit ausspielten, um schnellere Termine, Spezialbehandlungen etc. zu bekommen, ohne dass es einer besonderen Dringlichkeit bedurfte.

Das finde ich gegenüber den Menschen, denen es wahrhaftig schlecht geht und wo ein grosser Behandlungsbedarf besteht einfach nicht fair.

Selbstverständlich werden Notfälle immer dringlich und zeitnah behandelt, wobei rheumatologische Notfälle doch eher selten sind, geht es doch nicht um

Leben und Tod. Jedoch oft um stärkste Schmerzen der Patienten und diesen Menschen habe ich so gut ich konnte immer bestmöglich geholfen und alles gegeben, dass sie in kurzer Zeit einen Arzttermin bekommen.

Und auch dann sind die Patienten oft ungehalten und unzufrieden, weil halt auch der Arzt nicht helfen, keine Wunder vollbringen kann und die Medikamente oft auch nicht vollumfänglich helfen.

Gibt es für den schmerzgeplagten Patienten aus der schnellen Konsultation bei uns dann eine weitere Wartezeit für eine weiterführende Untersuchung (z.B. eine Magnetresonanztomographie oder eine neurologische Untersuchung) schlägt mir oft der Unmut der Patienten entgegen. Diese Untersuchungen kosten viel Geld und werden daher gut «gefüllt», das bedeutet, dass es keine Lücken im Ablauf der Untersuchungen gibt. Ab und zu hat man Glück und erwischt noch einen «Notfalltermin.»

Vielleicht hilft es ein bisschen unsere Denkweise zu ändern, wenn wieder eine weitere Wartezeit im Raume steht; seien wir dankbar, dass wir die Möglichkeit haben diese Untersuchungen durchführen zu lassen und damit die Diagnose zu

sichern oder gezielt aus den Untersuchungen resultierende Befunde behandeln zu können.
Hast du z.B. eine Facettengelenksarthrose der Wirbelsäule, welche aktiviert ist, hilft eine gezielte Infiltration meist die Schmerzen nachhaltig zu lindern. Wenn die genaue Höhe der Arthrose noch nicht bekannt ist, ist eine Magnetresonanztomographie der Lendenwirbelsäule wichtig, damit die Infiltration gezielt am richtigen Ort durchgeführt werden kann. Für die nachhaltige länger andauernde Besserung lohnt es sich, diese Untersuchung durchzuführen, auch wenn man einige Tage auf den entsprechenden Termin warten muss. Versucht euch ein bisschen in Geduld zu üben und Dankbarkeit zu zeigen, dass euch geholfen werden kann. Ein Lächeln bringt einem viel weiter als Stirne runzeln und böse Worte.

Warum gerade ich?

Sicher hast du dir auch schon die Frage gestellt, warum gerade du von einer unheilbaren rheumatischen Erkrankung betroffen bist. Besonders wenn diese Erkrankung erstmals bei dir in deiner Familie eingetreten ist und deine Eltern und Grosseltern nichts dergleichen oder eine ähnliche

Erkrankung hatten, du es also nicht «geerbt» hast.
Diese Frage kann ich dir leider nicht beantworten.
Ich kann lediglich versuchen, dir mental beizustehen.
So gut das halt über die wenigen Zeilen die du hier liest, möglich ist.
Eines ist sicher - das gilt nicht nur für rheumatische Erkrankungen sondern für das Leben überhaupt - eine grundsätzlich positive Einstellung wird dir helfen.
Wobei es halt schwer ist positiv zu bleiben, wenn die Schmerzen und zum Teil Bewegungseinschränkungen und allgemeine Einschränkungen im Alltag etc. einem total mürbe machen.
Versucht es trotzdem, ich bitte euch, es geht um euch, euer Leben und euer Wohlergehen.
Kürzlich war eine noch junge Patientin, welche schon seit drei Jahren bei uns in Behandlung ist und einen sehr protrahierten (verzögerten) Krankheitsverlauf hat, bei uns in der Sprechstunde. Zum Grundleiden kommen immer wieder neue Symptome hinzu und der Heilungsverlauf gestaltet sich sehr verlangsamt und problematisch.
Mit Tränen in den Augen hat sie mich gefragt, ob sie so ein schlechter Mensch sei, dass sie so stark

leiden müsse.

Im Moment war ich sprachlos und wusste nicht wie reagieren. Man will ja einem verunsicherten Menschen Mut zusprechen und nicht noch mit unbedachten Worten zu seinem Leid beitragen. Schlussendlich sagte ich, dass ich ihr weiterhin viel Mut und Kraft wünsche, damit sie mit der Situation klarkomme und wünschte ihr von Herzen gute Besserung. Und dann noch hinterher, dass sie niemals die Hoffnung aufgeben und ganz fest an sich selbst glauben solle.

In meinen Ohren klangen die Worte leer und hohl und doch hat sie mir ein Lächeln geschenkt und gesagt: «Bis zum nächsten Mal, ich freue mich sie wieder zu sehen.»

Ich hatte früher unter starker Migräne zu leiden und wenn ich wieder so einen Anfall hatte, haderte ich auch mit meinem Schicksal und fühlte mich als der bemitleidenswerteste Mensch aller Zeiten. Was für ein Schwachsinn!

Migräne ist zwar wirklich grässlich und oft glaubt man in so einer Situation, dass man den nächsten Tag nicht mehr erlebt, aber im Vergleich zu anderen Krankheiten und Schicksalen nicht mal der Rede wert.

Als ich anfing in der Rheumapraxis zu arbeiten und Einblick in all die verschiedenen Krankheiten und ihre zum Teil schwerwiegenden Verläufe bekam, hat sich meine Einstellung mir und meiner Migräne gegenüber deutlich verändert.

Ich sehe wirklich täglich schlimme Krankheitsbilder, stark leidende Menschen. Patienten die trotz vielen Schicksalsschlägen und schwerer Krankheit ihren Mut nicht verloren haben, immer wieder kämpfen und versuchen stark zu sein. Das hat mich schwer beeindruckt.

Es ist müssig darüber nachzugrübeln, warum es gerade «einem selbst» mit einer Krankheit erwischt hat, ändern kann man dies nicht und es lohnt sich vielmehr die ganze Energie in die Gedanken zu stecken, wie man am besten mit der aktuellen Situation umzugehen lernt.

Beschäftigungstherapie

Versuche, dich niemals von deiner Krankheit beherrschen zu lassen.

Es ist durchaus verständlich, dass man mit dem

Schicksal hadert und sich den Schmerzen «hingibt», wenn sie einen zu stark quälen.

Trotzdem ist es gut, wenn du versuchst dich abzulenken. Gehst du einer beruflichen Tätigkeit nach, ist diese «Ablenkung» schon vorprogrammiert, es heisst Zähne zusammenbeissen und durch.

Vielleicht denkst du jetzt, die hat gut reden, die hat keine Schmerzen. Das ist richtig, dafür bin ich auch sehr dankbar.

Ich hatte jedoch wie bereits erwähnt jahrelang Migräne und auch schon die eine oder andere Erkrankung, die mit starken Schmerzen verbunden war, also kann ich «schmerztechnisch» durchaus mitreden.

Ablenkung ist wirklich immer etwas Gutes, auch wenn du zu fest über irgendeine Sache nachgrübelst, die Schmerzen dich quälen oder du einfach eine schlechte Tagesform hast.

Es braucht Stärke und Überwindung sich aus einer negativen Situation zu befreien. Nur mit der Kraft der Gedanken ist das nicht immer möglich, bei mir zumindest nicht. Daher rate ich diesen Menschen – sofern sie mich fragen – sich mit etwas zu beschäftigen was ihnen Freude bereitet.

Spaziergänge, Freunde besuchen, basteln, lesen, es gibt unendlich viele Möglichkeiten und du weisst selbst am besten, womit du dich am liebsten beschäftigst und was dir wirklich grosse Freude bereitet.

Oder du backst einen Kuchen und erfreust damit gleich die ganze Familie.

Es gibt unendlich viele Wege, man muss es „nur tun» und einen davon einschlagen. Versuche über deinen Schatten zu springen und tue etwas, das dich glücklich macht.

Hast du dein Leben lang gearbeitet und es gab nie Freiraum, Zeit oder Interesse für ein Hobby, versuche dir eines zuzulegen.

Wichtig ist einfach, dass du persönlich Spass und Interesse daran hast und eine Leidenschaft dafür entwickelst.

Glaube mir, bist du wirklich «angefressen» von einer bestimmten Thematik und gibst dich dieser mit Leib und Seele hin, kannst du für einige Zeit deine Schmerzen vergessen und du wirst dich automatisch besser fühlen.

Eine Bekannte von mir hat nach ihrer Pensionierung mit Porzellanmalen begonnen. Obwohl sie nicht so gut zu Fuss unterwegs ist, macht sie sich oft auf die Suche nach schönem, aussergewöhnlichem Geschirr, welches sie dann mit viel Liebe bemalt. Sie hat sich zu einer richtigen Künstlerin gemausert und ist völlig aufgeblüht.

Ich habe sie nie mehr über ihre Krankheiten klagen hören aber dafür erlebe ich sie mit strahlenden Augen und schwärmend für ihr neues Hobby.

Fernsehschauen oder ein Buch lesen sind bestimmt auch gute Möglichkeiten, wenn jemand dadurch gut abschalten kann. Ich persönlich bevorzuge etwas mit meinen Händen zu tun, «kreativ» zu sein und mich auf diese Dinge zu konzentrieren. Obwohl ich leidenschaftlich gerne lese, können da meine Gedanken zu fest abschweifen.

Eine Patientin erzählte mir eine wirklich tolle Geschichte. Ich schreibe sie jetzt unter diesem Kapitel, weil es gerade zum Thema passt.

Sie sagte mir, dass sie sich mit ihren drei Freundinnen regelmässig zu Kaffee und Kuchen treffe, immer abwechselnd bei einer von ihnen zu Hause.

Sie hätten eine Kasse die sie zu jedem dieser Treffen mitführen würden und immer wenn eine von ihnen auf ihre Krankheiten zu sprechen komme, müsse sie 2 Franken in die Kasse werfen. Anfänglich seien es 5 Franken gewesen, aber das hätte nicht rentiert wie sie mir lachend sagte. Sie seien alle 4 über 70 und jede von ihnen hätte das eine oder andere Leiden mit dem sie klarkommen müsse aber es helfe keiner, dauernd davon zu reden.

Mit dem Geld gehen sie dann regelmässig zusammen essen.

Sie zwinkerte mir zu und meinte, auch mit «nur» 2 Franken sind die Abstände, wo wir essen gehen können nicht so gross, aber so können wir es wenigstens mit der nötigen Prise Humor nehmen. Eine tolle Idee.

Wenn der Körper Signale sendet

Oft merken wir im alltäglichen Leben nicht, dass wir uns über Monate und Jahre zu viel zumuten und in der heutigen hektischen Zeit, in der immer mehr gefordert und verlangt wird, kaum Ruhe finden können.

In solchen Situationen reagiert dein Körper. Hier ein Zwicken, da ein Brennen, Schwindel, Herzrasen,

allgemeine Müdigkeit, Schmerzen am ganzen Körper; das sind nicht immer Signale für eine beginnende schwerwiegende Erkrankung sondern Zeichen einer beginnenden Erschöpfung.
Du hast zu viel gearbeitet, dir zu wenig Pausen gegönnt, dir und deinem Körper keine Erholung geschenkt.
Dies sind Warnsignale des Körpers die dich aufwecken wollen und dir sagen, dass du besser auf dich achtgeben sollst.
Oft äussert sich das in diffusen und nicht genau zuordenbaren Beschwerden und allgemeinem Unwohlsein, ohne dass du genau angeben kannst, was dir fehlt. Du spürst aber ganz genau, dass du irgendwie nicht mehr du selbst bist und das beunruhigt dich.
Sollte dieser Zustand bei dir eintreten möchte ich dich bitten, ein ruhiges und erholsames Wochenende einzulegen, dir wirklich Ruhe zu gönnen und mal richtig «durchzuatmen.» Du weisst selbst am besten, was dir guttut und dir Erholung bringt.
Es lohnt sich, die vergangenen Monate Revue passieren zu lassen und dann zu analysieren, wie es zu dieser Erschöpfung kommen konnte.

Ist es «nur» Überarbeitung und wird sofort die Notbremse gezogen, kannst du mit einem entsprechend angepassten Ruhe- und Erholungsprogramm wieder deine frühere gesundheitliche Form finden. Das geht jedoch nicht von heute auf morgen.

Geht es dir nach längerer Zeit immer noch nicht besser oder hast du gar Angstzustände und befürchtest, du könntest an einer ernsthaften Erkrankung leiden, dann suche deinen Hausarzt auf. Im Zweifelsfall immer «für den Patienten», du musst Gewissheit haben und hast ein Anrecht darauf.

Fühlst du dich unwohl, hast du Angst, befürchtest du eine Ausweitung der Symptome oder dauern die Beschwerden schon längere Zeit an, dann ist es immer besser einen Arzt zu konsultieren und alles genauestens durchchecken zu lassen.

Und das entscheidest immer du alleine, lass dir nie von ausserhalb suggerieren, dass es ja wohl nicht so schlimm sei. Denn niemand sieht in dich hinein und du alleine entscheidest über dich und dein Leben. Wenn du dann vom Arzt Entwarnung bekommst umso besser.

Ich bitte dich also, immer in dich hineinzuhören und

auf die Zeichen und Signale deines Körpers zu achten. Dein Körper und dein Geist sind eine Einheit, ein Ganzes und sollen auch so wahrgenommen werden.

Im Fachgebiet der Rheumatologie kommt dies besonders zum Tragen, wird hier doch nicht nur ein Gelenk oder ein Organ therapiert und behandelt, sondern man macht sich immer ein ganzheitliches Gesamtbild vom Patienten.

Oft führt das eine zum anderen und das eine hängt wiederum vom anderen ab. Es gibt so unendlich viele Faktoren die man berücksichtigen kann und muss, daher dauert bei uns eine Erstkonsultation auch eine ganze Stunde. Gründlichkeit ist gefragt und wird gewährt.

Sehr wichtig ist auch, dass die Patienten ernst genommen werden. Manchmal (besonders in Anfangsstadien verschiedener rheumatischer Erkrankungen) ist es schwierig im Detail seine Beschwerden beschreiben zu können und auch die weiterführenden Abklärungen mit Röntgenuntersuchungen oder Blutentnahme weisen anfänglich oft noch nicht auf eine schlummernde rheumatologische Krankheit hin.

Es lohnt sich aber immer auf die Zeichen des Körpers zu achten und denen nachzugehen. Achte auf dich und deine Gesundheit.

Vieles kann man selber präventiv machen ohne einen Arzt aufsuchen zu müssen, ausser es bestehen die vorhin geschilderten Gründe, dann lieber einmal «zu viel» hingehen, damit du dich auf jeden Fall wieder besser fühlst.

Kleine Geschichten aus dem Rheumapraxis-Alltag

Zwei Frauen haben sich bei uns in der Therapie kennengelernt und angefreundet. Natürlich ist das brennendste Gesprächsthema immer der Grund der Therapie, sprich die Krankheit. Ich war ja bei den Gesprächen nicht mit dabei, kann mir aber vorstellen, dass sie sich gegenseitig genauestens aufgeklärt und nicht mit Details gespart haben.

Eines Tages standen sie dann zusammen bei mir im Büro und wünschten, dass ich ihre Kontrollen so lege, dass sie immer gleich nacheinander zur Sprechstunde kommen könnten. Ich tat ihnen den Gefallen gerne, merkte ich doch, dass sie sich blendend verstanden.

Nach einigen Wochen bekamen wir eine Ansichtskarte, die beiden Frauen waren zusammen in den Ferien, anscheinend war diese Freundschaft wirklich gut und tief.

Ich freute mich.

Später vertrauten sie mir an, dass sie in dieser Freundschaft das nötige Verständnis für die gesundheitliche Situation gefunden haben und gegenseitig sehr schätzen.

Offenbar vermissten das beide bei ihren Ehemännern.

Es ist halt nicht immer leicht beim Partner auf Verständnis zu stossen wenn er sich gar nicht in die Situation einfühlen kann.

Die beiden sagten mir auch (nicht zusammen, sondern nacheinander und persönlich), dass sie sich wieder viel ausgeglichener und fröhlicher fühlen, besser mit der Krankheit umgehen können und ihre Ehe dadurch bei beiden viel besser und entspannter geworden ist.

Bei beiden war der bittere Zug um die Mundwinkel verschwunden und sie haben ihr Lachen wiedergefunden.

Diese schöne kurze Geschichte zeigt uns doch, wie wichtig gute Freundschaften sind und wie schön, wenn man sein Gegenüber zu schätzen weiss. Wertschätzung ist wertvoll und sollte wann immer möglich eingesetzt werden und zwar bei jeder Gelegenheit.

Viele lustige Geschichten passieren, wenn die Patienten sich untereinander kennen. Die einen oder anderen Gesprächsfetzen konnte ich schon aufschnappen, wenn sie sich im Wartezimmer unterhalten. Es kommt vor, dass sie sich mit ihrer Leidensgeschichte gegenseitig übertrumpfen wollen und manchmal wird auch ein bisschen dick aufgetragen, aber wenn dabei niemand zu Schaden kommt ist das ja nicht weiter schlimm.
Häufig diskutieren sie natürlich auch über die Medikamente die sie einnehmen. Leider gibt es so arme leidende Menschen, denen mit den herkömmlichen Schmerzmitteln nicht ausreichend geholfen werden kann und die noch zusätzlich Morphin-Präparate einnehmen müssen, um eine Schmerzlinderung zu erfahren.
Eines Tages kam eine Patientin, welche hochdosiert

Morphin einnahm, zu meinem Chef und sagte, sie wolle das nicht nehmen, sie wolle wie Frau M. das Dafalgan (Paracetamol-Präparat). Frau M. habe schliesslich die gleiche Diagnose wie sie selbst und bei ihr nütze das.

Mein Chef versuchte der Patientin den Unterschied zu erklären. Die Patientin, eine energische ältere Dame, liess sich aber nicht beirren und bestand darauf, ein Rezept für Dafalgan zu erhalten.

Drei Monate später kam sie wieder in die Sprechstunde. Sie hat tatsächlich selbständig die Morphin-Präparate abgesetzt und ohne mehr Schmerzen zu verspüren sich mit nur zwei Dafalgan pro Tag selbst therapiert. Ein Wunder? Oder ein Placebo-Effekt?

Wichtig allein ist, dass es geholfen hat. Die Dame ist dann leider in einen anderen Kanton gezogen und nicht mehr weiter zu uns in die Sprechstunde gekommen, es hätte mich schon noch interessiert wie es medikamentös bei ihr weitergegangen ist.

Einmal kam der der Spitaldirektor (unsere Praxis ist integriert in einem Spital) zu mir und wollte, dass mein Chef ein Röntgenbild von einem Freund von ihm beurteilt.

Ich sagte zu ihm, mit dem Röntgenbild müsse er zu den Orthopäden gehen, die Rheumatologen behandeln keine Röntgenbilder, die brauchen den ganzen Menschen dazu.

Es gab noch ein bisschen ein hin und her; er meinte, dass ich ganz schön frech sei.

Mein Chef hat sich dann das Röntgenbild angeschaut. Fazit: Er sagte, dass er allein aufgrund des Röntgenbildes und ohne Anamnese sowie klinische Untersuchung des Patienten keine Diagnose erheben könne.

Sag ich doch! Aber mir glaubt ja keiner.

Dies bestätigt, wie gründlich und genau die Rheumatologen arbeiten und wie sie sich immer ein Gesamtbild vom Menschen machen müssen und wollen.

Vor ungefähr 10 bis 12 Jahren wurde eine 70-jährige Patientin bei uns angemeldet wegen einer invalidisierenden Kniearthrose und da sie kaum noch gehen konnte, meinte der zuweisende Hausarzt, dass wohl ein Kniegelenkersatz unumgänglich sei. Die Patientin konnte sich wirklich kaum noch auf den

Beinen halten und hinkte sehr stark. Mein Chef veranlasste ein aktuelles Röntgenbild und versprach der Patientin, die Bilder im Detail mit ihr zu besprechen, bevor er sie bei den Chirurgen anmeldet.

Nach der Sprechstunde begleitete ich die Patientin zur Radiologie, damit sie sich bei mir einhängen konnte. Sie war wirklich kaum gehfähig und ich wunderte mich, dass sie sich keinen Leihrollstuhl genommen hatte.

Eine Woche später kam sie wieder zu uns, um die Röntgenbilder mit dem Arzt zu besprechen. Ich glaubte meinen Augen nicht zu trauen, sie „hüpfte" fast in mein Büro, offensichtlich waren die Schmerzen vollends verschwunden.

Das Röntgenbild sowie die Magnetresonanzuntersuchung zeigten einen Meniscusriss, hochgradige Knorpeldefekte sowie stärkste Abnützungen im Sinne einer ausgeprägten Arthrose und gemäss den Bildern und den invalidisierenden Schmerzen der Patientin war ein Kniegelenkersatz sehr zu empfehlen.

Da die Patientin in der Sprechstunde aber angab, seit 2 Tagen absolut beschwerdefrei zu sein, einigten

wir uns darauf, dass sie sich wieder bei uns meldet, sobald sie „reif für die Operation" sei und wir sie dann entsprechend beim Spezialisten anmelden würden. Einige Wochen später rief sie mich an und sagte, dass es ihr immer noch blendend gehe, sie müsse mir aber unbedingt etwas erzählen. Da das selten vorkommt, dass die Patienten zum «erzählen» anrufen, war ich sehr gespannt was da nun kommt. Sie sagte mir, dass bei ihrer Zwillingsschwester, die in den USA lebt, am gleichen Tag die Knieschmerzen begonnen hätten, als sie bei ihr aufgehört hatten und zwar so schlimm, dass sich ihre Zwillingsschwester notfallmässig bei einem Arzt vorstellen musste.
Sie sei zwischenzeitlich operiert worden und auf dem Weg zur Besserung.
Was sagt man dazu?
Ich auf jeden Fall war sprachlos, so etwas Ähnliches hatte ich noch nie zuvor gehört; nur dass Zwillinge oft mental miteinander verbunden sind und sich in den anderen hineinfühlen können auch wenn sie viele Kilometer voneinander getrennt sind. Dass aber körperliche Beschwerden, die bildgebend bestätigt wurden, einfach so auf seinen Zwilling «übertragen» werden können, wunderte mich doch sehr. Vielleicht

gibt es diesbezüglich noch ähnliche Geschichten und ich kenne sie einfach nicht.

Was ich auch ab und zu erlebe, und was mich ehrlich gesagt ärgert, sind die Patienten die sich von ihrem Hausarzt pro Forma zuweisen lassen; aus dem Überweisungsschreiben geht keine klare Diagnose hervor, es wird nur von diffusen Schmerzen oder Arthralgien (Gelenkschmerzen) gesprochen. Diese Patienten haben für ein Aufgebot nicht die gleiche Priorität wie diejenigen die an akuten, entzündlichen Schmerzen leiden. Es sind dann aber genau die Patienten, die sich nach Erhalt vom schriftlichen Aufgebot umgehend über die 3 bis 4-wöchige Wartezeit beschweren. Meist kann ich nichts Besseres anbieten, da die Sprechstunde über diesen Zeitraum ausgebucht ist.

Wenn ich dann nach der Konsultation den Bericht schreibe; dass der Patient nur diffuse Schmerzen, auf der Schmerzskala 0 bis max. 2 von 10 angibt, er ohne Probleme schlafen kann, in seinem Alltag nicht eingeschränkt ist, er weder eine Blutentnahme noch ein Röntgenbild durchführen lassen will, eine Physiotherapie schon gar nicht und er einfach mal zuwarten möchte, wie sich der Verlauf entwickelt, fehlt mir echt das Verständnis für diese «Patienten». Er würde sich dann selbständig wieder melden bei erneuter Zunahme der Beschwerden oder neuen Gesichtspunkten.

Das finde ich gegenüber den leidenden Patienten, die durch solche Menschen noch länger warten müssen, einfach nicht fair und ich kann auch nicht nachvollziehen, was in den Köpfen dieser «Pseudopatienten» abgeht.

Vielleicht wollen sie einfach erzählen können, dass sie beim Chefarzt in der Sprechstunde waren.

Für Patienten, die das erste Mal zu uns in die Sprechstunde kommen, schreiben wir mehr Zeit ein, als für Verlaufskontrollen. Die Anamneseerhebung braucht Zeit und da die Rheumatologen wie gesagt gründlich arbeiten, muss der ganze Krankheitsverlauf genau befragt und notiert werden.

Eines Tages erwarteten wir Herrn B. zur Verlaufskontrolle, er stand bereits seit einigen Monaten in unserer Behandlung. Aber anstatt Herr B. meldete sich Frau B. bei mir an. Ich hatte diese Dame noch nie zuvor gesehen.

Ich sagte ihr freundlich aber bestimmt, dass wir ihren Ehemann in der Sprechstunde erwarten. Sie teilte mir mit, dass er freundlicherweise den Termin an sie abgetreten habe, weil sie so fürchterliche Schmerzen habe.

Innerlich musste ich schmunzeln, dass so etwas Eigenmächtiges überhaupt geschieht. Manchmal sind die Leute schon dreist, aber wenn es aus einer Not heraus geschieht will ich mal ein Auge zudrücken. Die Frau sah wirklich leidend aus und ich bat sie im Wartezimmer Platz zu nehmen, da ich diese Angelegenheit erst mit dem Arzt besprechen müsse.

Ich fragte meinen Chef, was wir nun in dieser speziellen Situation machen sollen. Er zeigte sich grosszügig und sagte, dass er die Frau anschauen werde, sie aber in Kürze nochmals erscheinen soll da er heute zu wenig Zeit für sie habe.

Sie war sehr dankbar und kam 2 Tage später nochmals vorbei für eine klinische Untersuchung. Seit diesem Datum kommen die beiden immer zusammen in die Sprechstunde, in der Regel in 3 bis 4-monatlichen Abständen.

Das liest sich als witzige Geschichte, ich bin aber

trotzdem froh, dass dies ein Einzelfall war, immer können wir diese Flexibilität bei voller Sprechstunde nicht an den Tag legen.

Da sich viele unserer Patienten untereinander kennen, kommt es ab und zu mal vor, dass sie untereinander Termine «tauschen.» Sofern sie mich vor dem vereinbarten Termin telefonisch kontaktieren kann ich gut damit umgehen, da für diese Verlaufstermine immer die gleiche Zeitdauer eingetragen ist.

Vor über 20 Jahren hatten wir eine betagte liebenswürdige Patientin. Zwischenzeitlich hat sie ihre ewige Ruhe gefunden.

Diese Frau hatte ich sehr bewundert. Sie war von Beruf Damenschneiderin, jedoch schon länger pensioniert. Da ihr Beruf aber ihre grosse Leidenschaft war, hat sie immer noch weitergearbeitet, obwohl sie schon fast 80 Jahre zählte.

Sie litt an einer ausgeprägten Arthritis der Hände. Ihre Finger waren gekrümmt und geschwollen und obwohl nie ein Wort der Klage über ihre Lippen kam, musste sie an starken Schmerzen gelitten haben.

Trotzdem hatte sie immer ein Lächeln im Gesicht, strahlte Zufriedenheit und Glück aus und versuchte stets das Beste aus ihrer Situation zu machen.
Wenn man sie auf ihren Gesundheitszustand ansprach, sagte sie stets, dass sie zufrieden und dankbar ist und das strahlte sie auch aus.
Eines Tages erzählte sie mir, dass sie mit ihren Fingern keinen Faden mehr in eine Nadel einfädeln könne, das könne aber ihr Ehemann noch, obwohl er bereits über 80 Jahre alt war.
Sie könne jedoch trotz ihrer Hände noch wunderbar mit der Maschine nähen und so arbeiten sie halt jetzt zusammen in der Nähstube, aber das sei gut so, sie seien schliesslich schon 60 Jahre verheiratet.
Dies fand ich sehr beeindruckend und einfach nur wunderschön.
Was für ein Glück die beiden erleben durften.

Meine Lieblingsgeschichte habe ich mir für den Schluss aufbewahrt. Es liegt schon einige Jahre zurück.
Wir hatten vor ungefähr 15 Jahren bedeutend mehr Patienten stationär auf unserer Akut-Rheumatologie (damals haben sich die Krankenkassen noch nicht so

quer gestellt, d.h. wenn Patienten krumm wie eine Banane zu uns in die Sprechstunde gekommen sind, nicht mehr aufrecht gehen konnten und es vor lauter Schmerzen kaum noch auszuhalten war, haben wir sie gleich stationär aufgenommen ohne vorher Rücksprache mit der Krankenkasse halten zu müssen. Probleme mit dem Kostenträger gab es nicht, die Spitalbedürftigkeit war gegeben. Damals zählte das Wort unserer Ärzte noch!
Die Schmerzen waren schliesslich «jetzt» da und nicht erst nach mehrwöchigem schriftlichen hin und her).
Aber zurück zu meiner Geschichte.
Ich denke es war so ungefähr im Jahre 2008 als wir eine 78-jährige Patientin und einen 75-jährigen Patienten zur gleichen Zeit hospitalisiert hatten. Die beiden waren unterschiedlich versichert, hatten also ihre Zimmer nicht auf der gleichen Station und doch sahen sie sich fast täglich in der Therapie, sei das nun in der Wassergruppentherapie oder im MTT (medizinische Trainingstherapie).
Die beiden waren sich wohl sympathisch und hatten sich immer wieder angelächelt, ohne sich jedoch gegenseitig anzusprechen.

Es war damals üblich, nach einem in der Regel 3-wöchigen stationären Aufenthalt ca. 4 bis 6 Wochen später zur Verlaufskontrolle vorbeizukommen um zu sehen ob der Patient anhaltend (das war meistens der Fall) von unserem Therapieprogramm profitieren konnte.

Der «Zufall» wollte es, dass ich beide Patienten am gleichen Tag zur Kontrolle eingeschrieben hatte. Obwohl beide beim selben Arzt einbestellt waren, trafen sie sich bei uns im Wartezimmer, weil einer von beiden viel zu früh da war.

Raten sie mal, was dann passiert ist?

Genau, die beiden haben sich sofort wiedererkannt, sind ins Gespräch gekommen, trafen sich nach der Sprechstunde unten zum Kaffee trinken und haben sich tatsächlich ineinander verliebt. Und das in diesem stattlichen Alter.

In meinen Augen ist das eine der schönsten Geschichten die ich bei der Arbeit miterleben durfte. Vor drei oder vier Jahren sind sie zusammen in eine Alterswohnung gezogen, seither waren sie nicht mehr bei uns in der Sprechstunde. Ich hoffe einfach, dass es den beiden immer noch gut geht und sie ihr Leben bestmöglich geniessen können.

Interview

Meine Freundin Nicole, sie lebt in Österreich, hat mir erlaubt, mit ihr ein Interview durchzuführen. Dafür bedanke ich mich sehr bei dir liebe Nicole.
Seit ihrer Jugend leidet Nicole an Schmerzen. Mittlerweile ist sie 55 Jahre alt und hat durch all die Jahre unglaublich viel erlebt und auch einstecken müssen. Fragen wir sie selbst.

Zoe: Vielen Dank, dass ich dir einige Fragen stellen darf. Nicole, wann haben deine Beschwerden angefangen:

Nicole: *Meine Schmerzen begannen damals noch in der Schweiz, in meiner Jugend, Ende der 70ger, das waren die letzten Jahre meiner Schulzeit. Ich war das typische, italienische, dickliche Gastarbeiterkind, das schon seit vielen Jahren von den Klassenkameraden gemobbt, teils auch von den Lehrern abwertend behandelt wurde. Von frühester Kindheit an sind meine Familie und ich unter anderem als „Tschingg" (Schimpfwort in der Schweiz gegen italienische Gastarbeiter) beschimpft worden und ich habe vor allem in meiner eigenen Familie gelernt; du wirst nur* *geliebt, wenn du das tust, was man von dir verlangt. Ich war es nicht gewohnt eine eigene Meinung zu haben, meine Meinung war die meiner Eltern, ich war eine Marionette und das nahezu bis zum 30. Lebensjahr. Mein Ehemann, der eher einen schwachen Charakter hatte, mischte sich nicht ein, von seiner Seite konnte ich also keinerlei Unterstützung erwarten.*

Von meiner Mutter weiss ich, dass ich ein für sie «sehr braves Kind» war. Im Grunde war ich sehr, sehr einsam und fühlte mich alleine gelassen mit meinen Problemen. Ich erinnere mich an eine Situation, in der ich über meine Probleme mit meinen Eltern sprechen wollte. Mein Vater schrie mich an, was ich mir einbilden würde. ER hätte wirkliche Probleme. Er müsse sich als Italiener jeden Tag aufs Neue beweisen in seiner Firma. (Er hatte sich durch seinen Fleiß eine höhere Position erarbeitet und seine Vorgesetzten schätzten ihn sehr. Seine Schweizer Arbeitskollegen machten ihm jedoch das Leben nicht leicht). Immerhin verdiene er das Geld und das wären RICHTIGE Probleme.

Also zog ich mich in mein Schneckenhaus zurück; weinte und litt alleine.

Damals war ich ungefähr 13 Jahre alt. Als 15-jährige bekam ich erstmals Rückenschmerzen und wurde von meinen Eltern zu einem Chiropraktiker geschickt, der meinen Rücken malträtierte.

Besser wurde es nicht, daher musste ich jeden Mittwochnachmittag, dem einzigen freien Nachmittag damals in der Realschule, mit dem Zug ins nächste Dorf fahren und dort im Krankenhaus zur Physiotherapie.

Danach waren meine Arme so kraftlos, dass ich sie nicht mehr heben konnte und musste mir am Bahnhof Taubenzucker kaufen, damit das besser wurde und ich wieder Energie bekam.

Was das Elternhaus betraf: Wir waren, wie es so schön heisst, bestens integriert in der Schweiz, hatten genug zu Essen, Kleidung und eine schöne Wohnung, während die ganze Aufmerksamkeit und Sorgen der Eltern dem Hausbau galt. Die Kinder hatten einfach zu funktionieren. Wärme, Geborgenheit und Liebe gab es sehr selten. Wenn meine Mutter mal Zeit hatte, (sie ist heute noch eine perfekte Hausfrau) legte sie sich im Wohnzimmer mit einer dünnen Decke auf die Couch und las ein Buch. Das war der einzige Moment wo ich mich hin und wieder dazu kuschelte und so etwas wie Geborgenheit erhaschen konnte; jedoch nur für diese kurzen Momente.

Dank vieler Psychotherapien, welche ich in meinem Leben benötigt hatte, um auch mit diversen Schicksalsschlägen gesünder umgehen zu können, arbeite ich heute noch daran, mich an das Gelernte zu erinnern und meinen Eltern keinen Vorwurf daraus zu machen.

Da wir auch körperlich gezüchtigt wurden, ein gelber Teppichklopfer ist zum Beispiel auf meinem Rücken (!!!) abgebrochen, ist es in Erinnerung daran nicht leicht, ihnen das nötige Verständnis entgegenzubringen. Gleichzeitig muss ich sagen, dass meine Eltern ihr Bestes gegeben haben. Durch ihre eigene Erziehung wussten sie es nicht besser. Bis heute habe ich trotz aller Therapien ein gespanntes Verhältnis zu meinen Eltern. Da dies immer noch so ist, weiß ich, dass ich bis jetzt nicht dort bin wo ich seelisch hin möchte. Der Kopf versteht vieles, aber das Unterbewusstsein hat jeden einzelnen Tag abgespeichert und weiss unbewusst alles. Das macht es so schwer, es ist aber nicht unmöglich. Der Weg ist das Ziel.

Zoe: Du hattest wirklich eine sehr schwere Zeit, man sagt ja, dass die Kindheit das Erwachsenenalter prägt und offensichtlich hast du immer noch darunter zu leiden, das bedaure ich sehr.
Zum Glück gibt es in der heutigen Zeit viele Anlaufstellen wo man sich Hilfe holen kann. Die Psyche hat sehr viel mit körperlichem Leiden gemeinsam, oft ist es ja die Reaktion des Körpers der nach Hilfe schreit, wenn die Seele leidet.
Wie ging es weiter mit deinen Rückenproblemen? Wurden sie gebessert durch die Physiotherapie?

Nicole: *Irgendwann wurden die Schmerzen besser, da ich aber durch den Arzt vom Turnen suspendiert wurde und stattdessen Physiotherapie durchführte, wurde das Mobbing in der Schule schlimmer. Mir wurde auf offener Strasse mehrmals ins Gesicht gespuckt, meine Stiefel wurden im Winter versteckt oder das Futter von meinem Mantel wurde derart oft verknotet dass ich ihn nicht anziehen konnte.*
Ich hatte durch meinen Vater einfach den „falschen" Pass, obwohl ich sehr gut Deutsch und fast kein Italienisch sprach, da die Muttersprache Deutsch war

und ich in der Schweiz aufgewachsen bin. Ich war wie sie; sprach Schweizer Dialekt, aber ich hatte den Stempel drauf: GASTARBEITERKIND

Was solch ein Verhalten mit einem Kind macht, das so aufwachsen muss und dem auch zu Hause das nötige Verständnis fehlt, ist unbeschreiblich.
Die Schmerzen kamen und gingen, ich bekam schon früh Schmerzmittel, da der Chiropraktiker meinte ich hätte einen schiefen Rücken (Fehldiagnose) und man könne da nicht viel machen, ausser Therapie.
Obwohl ich in der Schweiz meinen Beruf erlernen sollte und ich auch bereits eine ganz tolle Lehrstelle gefunden hatte, musste ich nach Österreich.
Dort war das Leben für mich sehr schwer. Es gab in den 80ger Jahren sehr viele Unterschiede zur Schweiz, vor allem was die Ausbildung betraf.
Die Schmerzen wurden schlimmer, da die berufliche Tätigkeit vor allem zusätzlich die Halswirbelsäule strapazierte und die Seele kam auch nicht zur Ruhe.
Als Italienerin war ich hier eine willkommene Ausnahmeerscheinung und ich wurde von meinen neuen Freunden das erste Mal als Mensch akzeptiert und war nicht nur mit den Aussenseitern befreundet, wie dies in der Schweiz der Fall war. Dennoch war es

für mich ein fremdes Land, mit dem mich nichts verband (bis heute fühle ich mich hier nicht wirklich heimisch).

Was die Schweizer damals mit den Italienern gemacht haben, haben die Österreicher mit den Jugoslawen (Jugos) gemacht. Sie wurden schikaniert und waren unerwünscht. Ich hielt zu Ihnen, ich wusste was sie dabei empfanden.

Ein paar Jahre später habe ich geheiratet und hatte das erste Mal das Gefühl, dass ich glücklich sein konnte. Damals hatte ich so gut wie keine Schmerzen. Ich gebar zwei Kinder und die Probleme in der Ehe begannen. Zwei Jahre später konnte ich mich überhaupt nicht mehr bewegen. Ich hatte im Halswirbelbereich 3 (!!!) Bandscheibenvorfälle. Natürlich wollten sie operieren, ich ließ es nicht zu und bin heute froh darüber. In den nächsten Jahren gab es die Scheidung.

Später durfte ich eine große Liebe erleben, die mich viele Jahre glücklich machte (kaum Schmerzen) bis ich erfahren musste, dass alles eine große Lüge war, ich betrogen, belogen und ausgenutzt wurde. Ab da ging es nur noch abwärts mit meiner Gesundheit.

Seit 25 Jahren habe ich auch eine Allergie auf

Schmerzmittel und bekomme Cannabinoide mit THC als Medikament, die nur in Ausnahmefällen die Krankenkasse zahlt und leider auch nur bedingt helfen.
Bei der geringsten Kleinigkeit (ich ertrage keinerlei Art von Stress mehr) bekomme ich eine Urtikaria (Nesselfieber) vom Feinsten, in den unterschiedlichsten Formen und Varianten, die äusserst schmerzhaft ist. Oder es schwillt ein Körperteil an, oftmals ohne wirklich nachvollziehbaren Grund, urplötzlich schwillt eine Seite meines Gesichts an, keiner weiß warum. Auch eine angeschwollene Fusssohle habe ich öfters, dann kann ich kaum auftreten. All diese Schwellungen oder Urtikaria sind mit starkem Juckreiz verbunden. Das dauert dann Stunden oder Tage an, wenn ich kein hochdosiertes Kortison bekomme.
Ich bin Dauerpatient auf der Dermatologie; seit Jahrzehnten bekomme ist Kortison, welches ich vertrage. Keiner weiß warum ich diese Symptome - oft aus dem nichts - bekomme, keiner kann mir wirklich helfen.
Vor 20 Jahren fiel schon das Wort: „austherapiert."

Natürlich weiß man auch hier, dass Körper und Psyche zusammen hängen.
Man sucht kurz was die Ursache auslösen könnte, wird nichts gefunden, ist es psychisch. Punkt! Lebe damit!
Natürlich tun sich die Ärzte schwer mit meinen ganzen Allergien, ich kann wirklich so gut wie keine Medikamente nehmen. Aber wenn mir nach einem eingenommenen Aspirin die Luftröhre zuschwillt und ich nur überlebt hatte, weil meine Freundin mich schnell ins Krankenhaus gebracht hatte, ist es schon zum Verzweifeln. Dass ich jetzt auch kein Aspirin mehr vertrage war mir neu. Bomben von Kortison haben mir in diesem Fall das Leben gerettet, jedoch 35 kg mehr in all den Jahren dazu geschenkt.
Kortison ist ein Fluch und ein Segen zugleich.
Was meinen Rücken betrifft, inzwischen habe ich keinen gesunden Wirbel mehr. Schmerzen gehören zu meinem Alltag.
Wissen Sie wie das ist, sich nicht einfach ein Pulver anrühren zu können oder eine Tablette zu schlucken wenn man zum Beispiel Kopfschmerzen hat?
Wer einmal einen Bandscheibenvorfall hatte, kennt auch diese unerträglichen Schmerzen. Ich bekomme

keine Spritze oder Tablette. Ich weiß nicht, wie viele Psychotherapien ich schon hinter mir habe, auch stationär. Aber der Körper scheint zu denken: «Hey cool, dass du versuchst dein «Leben» in den Griff zu bekommen, aber ich setze immer wieder eins drauf». Ohne meinen Allergiepass glaubt dir das ohnehin kein Arzt. Ich habe es mir angewöhnt Fotos zu machen von sämtlichen urplötzlich auftretenden Symptomen, die mein Körper fabriziert, meistens ohne dass ich zuvor ein Medikament eingenommen hatte.
Ich habe sämtliche Allergietests hinter mir die es gibt. Der Witz ist, dass ich heute vielleicht sogar ein Schmerzmittel vertrage und morgen auf dasselbe höchst allergisch reagiere. Wenn es zu schlimm wird mit den Schmerzen gehe ich ins Krankenhaus und dort bekomme ich Dipidolor, (Piritramid, ein synthetisches Opioid) das hilft eine Zeit lang ein wenig. Nicht mal stationär bekomme ich Schmerzmittel, obwohl ich dort gleich einen anti-allergenen Cocktail in Form von Infusion (Hauptbestandteil Kortison), erhalten könnte, das Risiko ist ihnen zu hoch.
Mir ist klar, dass mein Körper stärker reagiert, als

andere. Ich kann es sehr oft selber nicht nachvollziehen, warum mir mein Körper jenes oder dieses zeigt. Aber ich muss damit leben. Lernen damit zu leben.

Zoe: Da muss ich erst mal leer schlucken. Deine Geschichte ist unglaublich tragisch und traurig, ich bewundere dich sehr, dass du trotz allem so eine fröhliche, freundliche und liebevolle Person bist. Meinen Respekt liebe Nicole.
Man stellt sich unweigerlich die Frage, was man noch alles ertragen muss und kann, wenn man aus deinem Leben liest.
Bei dir können viele Menschen, wie man so schön sagt «ein Stück abschneiden!»
Interessant ist, dass es dir gesundheitlich besser ging in deinen glücklichen Lebensabschnitten, darum wünsche ich dir zukünftig auf jeden Fall alles Glück dieser Welt.
Leider befürchte ich, dass es viele Menschen gibt, die ähnliches wie du durchmachen müssen oder mussten.
Kannst du ihnen einige Tipps mit auf den Weg

geben? Wie schaffst du es so stark zu sein mit all diesen Lasten und Sorgen auf deinem Buckel?

Nicole: *Zunächst mal: Jeder trägt einen Rucksack mit sich herum, der eine hat leichtere, der andere schwerere Steine drin.*
Ich habe mir in all den Jahren sogenannte «Hilfsmittel» zu Eigen gemacht, wie zum Beispiel dieses: Wenn man selber wegen der eigenen Situation am Verzweifeln ist, so sollte man in die Kinderabteilung der Onkologie gehen und sich das Leid der kleinen Wesen und deren Familien ansehen. Wie diese kleinen Körper gegen den Krebs kämpfen und leiden müssen ist unglaublich traurig. Wenn diese Kinder nicht aufgeben, warum sollte ich es dann tun? Der Gedanke daran hilft mir schon, ich muss dazu nicht ins Krankenhaus fahren.
Vielleicht liest sich meine Geschichte für manche als schlimm an, für andere sicherlich nicht. Ich finde sie nicht so schlimm, meistens komme ich irgendwie damit zurecht.
Ich lebe fast mein ganzes Leben schon damit und halte mir immer vor Augen, dass es Menschen gibt, die weitaus mehr leiden als ich. Psychisch macht mir ein stationärer Aufenthalt zu schaffen. Wenn ich nicht

in einem Einzelzimmer liegen kann, ertrage ich es fast nicht mitansehen zu müssen, wie meine Zimmernachbarin eine Schmerzmittelinfusion nach der anderen erhält und ich liege in meinem Bett mit dem Schild auf dem fett geschrieben steht: ALLERGIE. Das sind Situationen die ich nicht gut ertragen kann, auch ich habe sehr wohl meine Grenzen.

Seien wir doch fürs Erste dankbar in einem Land zu leben, in dem es eine so gute medizinische Versorgung gibt. Das nehmen wir allzu oft als selbstverständlich hin. Meine Kinder sind erwachsen und leben ihr Leben. ICH BIN DAMIT VOLL EINVERSTANDEN. Sie sollen ihr eigenes Leben leben. Ändert sich meine Situation, wenn ich so egoistisch bin und meine Kinder mit meinen Leiden und dem Schmerz belaste und ständig jammere??? Nein. Sie wissen, dass ich krank bin. Sie sind damit aufgewachsen und schon da habe ich es mir oft nicht anmerken lassen. Warum? Ich musste für sie da sein und nicht umgekehrt. Es war meine Verantwortung Kinder in die Welt zu setzen und alles zu tun damit sie einen guten Start ins Leben haben. Diese Aufgabe ist erfüllt.

Das heisst nicht, dass sie nicht für mich da sind, wenn ich sie brauche. Aber ich vermeide es so gut es geht. Dasselbe betrifft den Partner. Natürlich hat er für mich die Wäsche gebügelt oder mir eine Wärmeflasche gemacht, wenn die Schmerzen zu gross waren. Aber ganz ehrlich: Wie soll jemand wirklich wissen, wie wir uns fühlen, der gar keine Schmerzen kennt? Alle Empathie der Welt schafft das nicht.

Wenn man immerzu jammert, wie schlecht es einem geht, Mitgefühl oder gar Mitleid erwartet, passiert vor allem eines: Man stösst die Angehörigen weg. Anstatt Verständnis zu zeigen, werden sie sich zurückziehen. Wenn ihr zu viel fordert und ständig unerfüllte Erwartungen mitteilt, überdies noch enttäuscht, bockig und zickig reagiert, hat das jemals eine Familie oder Beziehung näher zusammengebracht?

Ihr macht damit das Leben aller Beteiligten nur schwerer, vor allem euer eigenes!

Die letzten 25 Jahre haben meine Eltern das mit meinem Bruder und mir gemacht, Vorwürfe, dass wir nicht für sie da wären, wir undankbar seien und sie ohnehin nie etwas von uns haben erwarten können.

Wir sehen das natürlich anders. Meine Eltern haben uns sehr oft geholfen, allerdings hatte ich immer das Gefühl, es war eher aus einem Pflichtbewusstsein heraus als aus echter Liebe, noch heute wird uns vorgehalten, was sie alles für uns getan hätten. Sie vergessen dabei, dass auch wir für sie da waren und nach wie vor sind, in dem Mass, wie wir es können. Der Punkt ist, es war immer zu wenig. Kommt ihnen das vielleicht ein wenig bekannt vor?
Nach jedem Streit fuhr mein Vater zu mir und sagte: «Deine Mutter weint zu Hause und ist einem Herzinfarkt nahe. Wenn ihr etwas geschieht, hast du das zu verantworten!»
Jahrelang habe ich mich manipulieren lassen und mich bei ihr mit Blumen in der Hand entschuldigt, oft ohne zu wissen warum eigentlich. Irgendwann prallte das bei mir ab, ich lasse mir heute die Verantwortung über das Wohlbefinden eines anderen nicht mehr aufbürden.
Dass ich selber krank bin, wird mir zum Vorwurf gemacht. Wie sagt mein Vater heute noch gerne: «Die Kinder müssen für die Eltern da sein, nicht umgekehrt!»
Nun, wie ihr wisst denke ich da anders. Ich werde

immer für meine, nun bereits erwachsenen Kinder da sein, so gut ich eben kann und sie sind es auch für mich, wenn ich es denn unbedingt benötige. Im Übrigen geht es meiner Mutter sehr gut, abgesehen von diversen Erkrankungen die man leider im Alter bekommt und ich wünsche ihr und meinem Vater noch ein langes, gutes Leben. Sie wissen es nicht besser, sie geben nach wie vor ihr Bestes, davon bin ich überzeugt. Auch wenn es mir manchmal nicht leicht fällt daran zu denken. SIE können in Ihrer Familie noch etwas ändern, der erste Schritt war diesen Ratgeber zu kaufen. Überdenken sie sich zuliebe ihre Ansichtsweise, bringen sie Verständnis für ihre Angehörigen auf, anstatt es ständig nur für sich selber zu erwarten, auch sie haben es nicht leicht, haben ihre eigenen Probleme und sind oftmals überfordert mit der ganzen Situation, aber vor allem: «Hört auf etwas zu erwarten, was eure Lieben nicht erfüllen können!»
Sie können euch höchstens eine Stütze sein, zurechtkommen müsst ihr alleine. Das klingt zunächst hart. Ihr könnt die anderen nicht ändern, ihr könnt nur euch selbst ändern!!!
Ihr werdet überrascht sein, wie die Familie ihr

Verhalten euch gegenüber ändern wird, wenn ihr euer Denken und somit euer Handeln ändert und all den Frust über die unerfüllten Erwartungen in eurem Leben nicht mehr auf den Partner oder die erwachsenen Kinder projiziert.

Enttäuscht wird man nur, wenn man etwas erwartet, was der andere einem nicht geben kann. Erwarte nichts, dann wirst du nicht enttäuscht.

© Belinda Fuchs

(*1962)

Ihr alleine habt die Verantwortung für euer Leben, ob in Krankheit oder Gesundheit. Wichtig ist es zunächst, dass ihr herausfindet, was ihr für EUCH selber tun könnt, das euch guttut. Wenn ich starke Schmerzen habe, setze ich mir zum Beispiel die Kopfhörer auf und höre meine Lieblingsmusik. Singt, lebt mit der Melodie mit, mir hat das oftmals sehr gutgetan und mich abgelenkt.

Wenn ich im Spiegel mein schmerzverzerrtes Gesicht nicht mehr ansehen konnte, habe ich mir die Haare gemacht, mich geschminkt, hübsch angezogen und bin mit aufrechtem Gang (so gut es ging) in die Stadt spaziert und hab einen Bummel gemacht.

Wenn ich unterwegs vor Schmerzen nicht mehr stehen konnte, bin ich in eine Konditorei und habe mir einen Kaffee und ein Stück Schwarzwälder Kirschtorte bestellt. Ich hatte Freude daran, mich im Spiegel anzusehen und mir zu sagen: Geht noch! Siehst toll aus!

Es ist nicht notwendig, dass alle Welt sieht wie dreckig es mir geht. Im Gegenteil: Es hat mich bestärkt, wenn mir gesagt wurde, ich würde toll aussehen. Das heisst, noch habe ich die Krankheit im Griff, nicht sie mich! Ich führe oftmals mit dem Schmerz einen richtigen Dialog: «Du machst mich nicht fertig, du nicht! Ich lasse das nicht zu!!!»

Wenn Sie das Gefühl haben, es nicht mehr aushalten zu können, suchen Sie sich professionelle Hilfe. Es ist keine Schande, einen Psychologen oder Psychiater aufzusuchen. Wenn ein Fuss gebrochen ist, gehe ich auch zum Arzt! Gönnt euch einen drei- oder mehrwöchigen Aufenthalt in einer psychosomatischen Klinik. Das ist toll!!

Daher habe ich das Wort «gönnt» gewählt. Dort erfahrt ihr sehr viel über euch selber und man gibt euch «Werkzeuge» mit auf den Weg, wie ihr zu

Hause besser mit der Situation umgehen könnt. Abgesehen davon, dass ihr wahrscheinlich viele Leidensgenossen kennen lernt, denen es noch schlimmer geht als euch. Man gibt sich dort gegenseitig ungemein viel Kraft. Das hilft! Fordert euren Geist, hört nicht auf euch für die Welt zu interessieren. Sie mögen Kreuzworträtsel, dann holen Sie sich ein ganzes Heft davon. Wenn man alleine lebt wie ich, und der älteren Generation angehört, droht auch eine Vereinsamung. Schafft euch ein Haustier an, so habt ihr wieder eine Beschäftigung. Ich habe mir vor Jahren eine kleine Hündin aus dem Tierheim geholt. Sie braucht mich und ich brauche sie. So muss ich mindestens dreimal täglich an die Luft. Auch wenn es manchmal nicht leicht ist, es ist wichtig und tut mir gut. Ich habe für schwere Zeiten einen Rollator und auch Krücken, da geht meine Hündin automatisch langsamer. Ich mag auch meinen Laptop und google mich durch die Welt. Ich habe viele Interessen und ich finde es toll was sich dadurch alles ermöglicht. Wenn ihr zornig seid über eure Situation, dann seid es!! Aber gegen den Schmerz, nicht gegen eure Lieben. Die können für eure Situation genau so wenig wie ihr.

Wichtig ist vor allem wie ich mit meinen Schmerzen umgehe! Und ihr wisst, ich kann keine Schmerzmittel zu mir nehmen. Wenn ich mich allerdings gar nicht rühren konnte vor lauter Schmerzen, bin ich auf der Couch oder im Bett geblieben. Auch das ist legitim. Bleibt nur nicht zu lange darin liegen, ihr müsst euch auch wieder aufraffen und am Leben teilhaben. Manchmal ist es leichter, manchmal schwerer. Aber vergesst nie: Es gibt immer Menschen die mehr leiden als ihr.

Wenn der eine oder andere von euch eine religiöse Ader hat, versucht es zu vertiefen. Ein wunderbarer Film für mich war: «Mary's Land». Ich bin sicher ihr könnt es googeln, ich muss nicht näher darauf eingehen.

Eine Zeitlang habe ich mich auch mit dem Buddhismus beschäftigt. Mir ging es nie um die EINE Religion. Aber ich war auf der Suche, bis ich verstand wonach: Geborgenheit. Angenommen werden, wie man ist. Bedingungslose Liebe.

Ich habe irgendwas gesucht, gebraucht. Eine Art Bild oder Statue, die genau das für mich symbolisiert. In einem Caritas Laden fand ich es; aus dritter Hand: Ein wunderschönes altes geschnitztes Holzbild von der heiligen Maria und dem Jesuskind. Es hatte rechts unten bereits einen kleinen Schaden, ich habe ein Herz darüber gemalt. Es ist mir auch schon von der Wand runtergefallen und zerbrochen, ich habe es geklebt. Es hängt an der Wand neben meinem Bett, wann immer ich mich alleine fühle, sehe ich auf das Bild und stelle mir vor ich bin dieses Kind, das von der Mutter geliebt und beschützt wird. Manchmal weiss ich auch einfach, dass da jemand ist, der mich von Grund auf liebt so wie ich bin, auch gerne die Mutter Gottes. Es sind sehr tröstliche Gedanken und es hilft oft ungemein.

Zuletzt: Konzentriert euch darauf was ihr noch könnt und nicht auf das, was durch die Schmerzen, Behinderungen usw. nicht oder nur teilweise möglich ist. Holt euch euer Leben zurück, IHR alleine habt es in der Hand wie ihr damit umgeht, ihr habt nur das Eine!!!

Zum Schluss noch eine kleine Geschichte:
Die Geschichte von den zwei Wölfen
Ein alter Indianer sitzt mit seiner Enkelin am Lagerfeuer und erzählt ihr folgende Geschichte:
„In jedem von uns tobt ein Kampf zwischen 2 Wölfen. Der eine Wolf ist böse.

Er kämpft mit Neid, Eifersucht, Gier, Arroganz, Selbstmitleid, Lügen, Überheblichkeit, Egoismus und Missgunst.
Der andere Wolf ist gut.
Er kämpft mit Liebe, Freude, Frieden, Hoffnung, Gelassenheit, Güte, Mitgefühl, Großzügigkeit, Dankbarkeit, Vertrauen und Wahrheit.

Das kleine Mädchen schaut eine Zeitlang ins Feuer, dann fragt es:
„Und welcher der beiden Wölfe gewinnt?"

Der alte Indianer schweigt.
Nach einer ganzen Weile antwortet er:
„Der, den du fütterst."

Quelle unbekannt

Wir können jeden Tag aufs Neue entscheiden, welchen Wolf in uns wir füttern …

Zoe: Nicole, du hast uns einen tiefen Einblick in deine Seele gewährt, dich für unsere Leser geöffnet und all deine Gedanken und Gefühle mit uns geteilt, diese Ehrlichkeit und Offenheit ist nicht selbstverständlich und ich bedanke mich

sehr dafür. Durch deine offene Art haben die Leser vieles erfahren können was wichtig ist und bestimmt können sie den einen oder anderen Tipp resp. Anregung umsetzen. Ich wünsche mir, dass die Leser deine Worte zu Herzen nehmen und durch das was du alles von dir erzählt und geschildert hast, das eigene Potential in sich entdecken und somit sich selber zu einem besseren Leben verhelfen können.
Vielen Dank auch für die schöne Geschichte mit den Wölfen, die uns zum Denken anregt.
Ich wünsche dir nur das Allerbeste, gute Gesundheit, viel Glück und Freude im Herzen, wunderbare familiäre und freundschaftliche Verhältnisse in deinem Leben. Ich bin sicher, dass du wie bisher immer das Beste aus deiner Situation machen wirst. Bleib wie du bist, du bist ein toller Mensch. Respekt Nicole!

Als ich mich selbst zu lieben begann (Charlie Chaplin)

Danke lieber Leser, dass du meinen Ratgeber gelesen hast. Ich hoffe, du konntest daraus ein bisschen Mut schöpfen und der eine oder andere Input dient dir als Anregung für ein besseres Leben. Als Dankeschön möchte ich hier zum Schluss gerne noch das wunderbare Gedicht von Charlie Chaplin festhalten, welches er anlässlich seines 70. Geburtstags verfasst hat.
Er bringt es auf den Punkt, mehr ist dem nicht hinzuzufügen, ausser geniesst seine Worte und lasst sie wirken.

Als ich mich selbst zu lieben begann,
konnte ich erkennen, dass emotionaler Schmerz und Leid nur Warnungen für mich sind, gegen meine eigene Wahrheit zu leben.
Heute weiss ich: Das nennt man AUTHENTISCH SEIN.

Als ich mich selbst zu lieben begann,
verstand ich, wie sehr es jemanden beeinträchtigen kann, wenn ich versuche, diesem Menschen meine

Wünsche aufzuzwingen, auch wenn ich eigentlich weiss, dass der Zeitpunkt nicht stimmt und dieser Mensch nicht dazu bereit ist – und das gilt auch, wenn dieser Mensch ich selber bin.
Heute weiss ich: Das nennt man RESPEKT.

Als ich mich selbst zu lieben begann,
habe ich aufgehört, mich nach einem anderen Leben zu sehnen und konnte sehen, dass alles um mich herum eine Aufforderung zum Wachsen war.
Heute weiss ich: Das nennt man REIFE.

Als ich mich selbst zu lieben begann,
habe ich verstanden, dass ich immer und bei jeder Gelegenheit, zur richtigen Zeit am richtigen Ort bin und dass alles, was geschieht richtig ist – von da an konnte ich gelassen sein.
Heute weiss ich: Das nennt man SELBSTVERTRAUEN.

Als ich mich selbst zu lieben begann,
habe ich aufgehört, mich meiner freien Zeit zu berauben, und ich habe aufgehört, weiter grandiose Projekte für die Zukunft zu entwerfen.
Heute mache ich nur das, was mir Spass und Freude macht, was ich liebe und was mein Herz zum Lachen

bringt, auf meine eigene Art und Weise und in meinem Tempo.
Heute weiss ich, das nennt man EINFACHHEIT.

Als ich mich selbst zu lieben begann,
habe ich mich von allem befreit, was nicht gesund für mich war, von Speisen, Menschen, Dingen, Situationen und von Allem, das mich immer wieder hinunterzog, weg von mir selbst.
Anfangs nannte ich das „gesunden Egoismus", aber heute weiss ich, das ist SELBSTLIEBE.

Als ich mich selbst zu lieben begann,
habe ich aufgehört, immer recht haben zu wollen, so habe ich mich weniger geirrt.
Heute habe ich erkannt: Das nennt man BESCHEIDENHEIT.

Als ich mich selbst zu lieben begann,
habe ich mich geweigert, weiter in der Vergangenheit zu leben und mich um meine Zukunft zu sorgen. Jetzt lebe ich nur noch in diesem Augenblick, wo ALLES stattfindet, so lebe ich heute jeden Tag und nenne es ERFÜLLUNG.

Als ich mich selbst zu lieben begann,
da erkannte ich, dass mich mein Denken armselig

und krank machen kann.

Doch als ich es mit meinem Herzen verbunden hatte, wurde mein Verstand ein wertvoller Verbündeter. Diese Verbindung nenne ich heute WEISHEIT DES HERZENS.

Wir brauchen uns nicht weiter vor Auseinandersetzungen, Konflikten und Problemen mit uns selbst und anderen fürchten, denn sogar Sterne knallen manchmal aufeinander und es entstehen neue Welten.

Heute weiss ich: **DAS IST DAS LEBEN!**

Nachwort und Danksagung

Ich wünsche mir ein liebevolleres Miteinander unter den Menschen, unabhängig davon, ob jemand an einer Krankheit und Schmerzen leidet. Füreinander da sein ist wichtig und tut gut, gegenseitig.
Wie heisst es so schön; Geben ist seliger als Nehmen.
Wir alle haben nur ein Leben und sollten es so wunderbar und schön gestalten wie wir es vermögen, versuchen negative Gedanken so gut wie möglich zu verbannen und uns unserem eigenen Glück und dem Glück und der Freude anderer widmen.
Meine Freundin Nicole hat mit ihrer Unterstützung und Hilfe und natürlich ihrer Bereitschaft zum Interview viel zu diesem Buch beigetragen und an dieser Stelle möchte ich mich sehr herzlich bei ihr bedanken. Ihre Offenheit und Ehrlichkeit über ihre über viele Jahre dauernde Krankheitsgeschichte vermag hoffentlich vielen Menschen in ähnlichen Situationen Mut und Zuversicht vermitteln.
Es war mir wichtig, nicht nur meine Sichtweise ins Buch einzubringen, sondern auch die Meinung von jemandem, der durch eine lange Krankheit geprägt ist und dadurch vieles erlebt hat. Besonders

erwähnenswert ist, dass meine Freundin nie ihren Humor und die Freude am Leben verloren hat, dem zolle ich meinen Respekt und meine Bewunderung. Du bist eine tolle Frau Nicole! Schön, dass es dich in meinem Leben gibt.

Ein besonders grosses Dankschön gebührt auch meiner wunderbaren Freundin Liia und meiner geschätzten Romy, beide kenne ich schon ein halbes Leben und wir stehen uns sehr nahe. Sie haben sich freundlicherweise bereit erklärt, als Lektorinnen zu fungieren und dieses «Werk» auf das Genaueste durchzulesen und zu korrigieren.

Nachdem ich mein Erstlingswerk mit einigen kleinen Fehlern veröffentlicht habe, ist es mir natürlich ein besonderes Anliegen, dass dieses Mal alles rund und fehlerfrei abläuft. Herzlichen Dank Liia und Romy, ihr seid Gold wert!

Wenn du magst, kannst du mir auf meiner Facebookseite oder Instagram folgen:

Facebookseite: ZoeWinter1961

Instagram: zoewinter1961

Falls du dazu beitragen möchtest, die Botschaft dieses Buches zu verbreiten, damit weitere Menschen es lesen und evtl. das eine oder andere zu ihrem Wohle umsetzen können, wäre es eine grossartige Hilfe, wenn du dieses Buch auf Amazon rezensieren würdest.

Herzlichen Dank

Printed in Poland
by Amazon Fulfillment
Poland Sp. z o.o., Wrocław